大腸の解剖	1
大腸癌の発生・進展	2
疫学・予防	3
診断	4
病理学的分類	5
Stage 分類	6
予後因子	7
治療	8
術後補助化学療法	9
進行・再発大腸癌の治療	10
大腸癌治療における救急処置	11
全身化学療法の副作用対策	12
ストーマ管理	13
排便・排尿・性機能対策	14
リハビリテーション	15
緩和医療	16
社会的サポート	17
大腸癌におけるチーム医療	18
付録	

大腸癌診療
ポケットガイド

編集

がん・感染症センター都立駒込病院 大腸グループ

責任編集

高橋慶一　がん・感染症センター都立駒込病院 外科部長
小泉浩一　がん・感染症センター都立駒込病院 消化器内科部長

医学書院

謹告

著者,編集者ならびに出版社として,本書に記載されている内容が最新・正確であるように最善の努力をしておりますが,薬の適応症・用量・用法などは,基礎研究や臨床試験,市販後調査によるデータの蓄積により,ときに変更されることがあります.したがって,使いなれない薬の使用に関しては,読者ご自身で十分に注意を払われることを要望いたします.

株式会社　医学書院

大腸癌診療ポケットガイド

発　　　行	2016年10月1日　第1版第1刷©
	2017年2月1日　第1版第2刷
編　　　集	がん・感染症センター都立駒込病院
	大腸グループ
責任編集	高橋慶一・小泉浩一 たかはしけいいち　こいずみこういち
発　行　者	株式会社　医学書院
	代表取締役　金原　優
	〒113-8719　東京都文京区本郷1-28-23
	電話　03-3817-5600(社内案内)
印刷・製本	横山印刷

本書の複製権・翻訳権・上映権・譲渡権・公衆送信権(送信可能化権を含む)は株式会社医学書院が保有します.

ISBN978-4-260-02550-8

本書を無断で複製する行為(複写,スキャン,デジタルデータ化など)は,「私的使用のための複製」など著作権法上の限られた例外を除き禁じられています.大学,病院,診療所,企業などにおいて,業務上使用する目的(診療,研究活動を含む)で上記の行為を行うことは,その使用範囲が内部的であっても,私的使用には該当せず,違法です.また私的使用に該当する場合であっても,代行業者等の第三者に依頼して上記の行為を行うことは違法となります.

JCOPY〈出版者著作権管理機構　委託出版物〉
本書の無断複製は著作権法上での例外を除き禁じられています.複製される場合は,そのつど事前に,出版者著作権管理機構(電話　03-3513-6969,FAX 03-3513-6979,info@jcopy.or.jp)の許諾を得てください.

◆執筆者一覧（五十音順）

赤穂　理絵	がん・感染症センター都立駒込病院　神経科部長
唐澤　克之	がん・感染症センター都立駒込病院　放射線診療科部長
桑田　　剛	がん・感染症センター都立駒込病院　消化器内科医長
小泉　浩一	がん・感染症センター都立駒込病院　消化器内科部長
佐々木尚美	がん・感染症センター都立駒込病院　看護部看護師長
佐藤　　洋	がん・感染症センター都立駒込病院　麻酔科部長
里見　優子	がん・感染症センター都立駒込病院　看護部副看護師長
高木　康伸	がん・感染症センター都立駒込病院　放射線診療科医長
高橋　慶一	がん・感染症センター都立駒込病院　外科部長
田中　桂子	がん・感染症センター都立駒込病院　緩和ケア科部長
田畑　拓久	がん・感染症センター都立駒込病院　内視鏡科医員
中野　大輔	がん・感染症センター都立駒込病院　外科医員
中山祐次郎	がん・感染症センター都立駒込病院　外科医員
堀口慎一郎	がん・感染症センター都立駒込病院　病理科医長
前田　義治	がん・感染症センター都立駒込病院　腫瘍内科部長
松本　　寛	がん・感染症センター都立駒込病院　外科医員
山口　達郎	がん・感染症センター都立駒込病院　外科医長

◆ はじめに

　大腸癌患者は高齢化とともに増加し，最新のがん統計によれば，大腸癌の2015年の予測罹患数は135,800人で全癌中第1位〔男性は第4位(77,900人)，女性は第2位(57,900人)〕，また2015年の予測死亡数は50,600人で全癌中第2位〔男性は第3位(27,200人)，女性は第1位(23,400人)〕を占め，日本の癌で最も多い癌になることが予想されています．このようなわけで癌治療における大腸癌治療の割合は現在著しく増え，今後もさらに増加することが予想されます．

　このように癌患者の分布が変化するなかで，大腸癌に対する治療は近年大きく変化しました．癌の診断技術の向上，内視鏡治療の進歩，手術においては腹腔鏡手術の導入や術前術後管理の向上，全身化学療法の進歩，集学的治療の普及，疼痛管理やストーマケア，緩和ケア，在宅支援を含めて，多岐にわたり，大きく変化し，進歩してきています．大腸癌の治療は単に外科的な切除だけではありません．内視鏡治療，全身化学療法，放射線治療があり，また再発癌に対する治療も外科的切除や全身化学療法，放射線治療までさまざまな分野での進歩があって，これらの集学的治療を積極的に導入することにより，近年大腸癌患者の治療成績は著しく向上しました．

　このような現状を踏まえ，さまざまな部門が連携して大腸癌治療を支えていく必要性がますます高まり，相互に大腸癌治療についての共通の理解をもって治療を行うことはきわめて重要です．しかし，これらの多岐にわたる分野の進歩を理解し，実際に活用することはなかなか難しいのが現状です．

　本書は，このような必要性から生まれました．がん・感染症センター都立駒込病院は初発大腸癌に対して，年間で内視鏡治療を約350例，外科的切除を約370例行っています．また再発癌に対しても，再発巣切除や全身化学療法および放射線治療を含めた集学的治療を積極的に行っています．本書はがん・感染症センター都立駒込病院大腸グループの総力を結集し，われわれの行っている大腸癌治療の実際について，実践的な内容を中心としてポケットブックにま

とめました．医師のみならず，看護師，薬剤師，その他コメディカルの方にも役立つものと確信しています．本書を十分に活用していただき，大腸癌治療の現場で大いに役立てていただければ幸いです．

　最後に，本書の刊行にあたり惜しみないご尽力をいただいた医学書院の関係者に深謝いたします．

2016 年 8 月
　　　　　　　　がん・感染症センター都立駒込病院 外科部長
　　　　　　　　　　　　　　　　　　　　　高橋慶一

◆目次

1 大腸の解剖　　1

大腸の部位　1 / 大腸の血管系　3 / 大腸のリンパ節　3 / 大腸の神経　5 / 大腸壁の構造　6

2 大腸癌の発生・進展　　7

classical pathway　7 / serrated pathway　7

3 疫学・予防　　10

A 罹患・死亡　10
世界の罹患と死亡　10 / 日本の罹患と死亡　10
B 予防要因とリスク要因　14
食物，栄養，身体活動と大腸癌の関連　14 / 大腸癌のハイリスクグループとスクリーニング　15

4 診断　　17

A 診断の流れ　17
便潜血検査　17 / CT コロノグラフィー（CTC）　18
B 症状　19
右側結腸　19 / 左側結腸　19 / 直腸　20

- **C** 触診・直腸指診　20
  触診　20 ／ 直腸指診　21
- **D** 下部消化管内視鏡検査　22
  前処置：腸管洗浄　22 ／ 前投薬　24 ／ 検査の実際　25 ／ 肉眼型診断　26 ／ 生検診断　28 ／ 結腸ストーマからの内視鏡検査　29
- **E** 注腸造影検査　30
  前処置　30 ／ 検査の実際　30 ／ 大腸癌の深達度診断　31
- **F** CT 検査　33
  術前検査　33 ／ 術後検査　33 ／ CT 検査の限界　34
- **G** MRI 検査　34
  術前検査　35 ／ 経過観察　35
- **H** PET 検査　36
  術前検査　36 ／ 術後検査　37

5 病理学的分類　39

大腸癌の肉眼型分類　39 ／ 大腸癌の壁深達度と早期癌の定義　39 ／ 大腸癌の組織型　39 ／ 大腸癌の病理組織学的な検索事項　43

6 Stage 分類　46

T 因子　46 ／ N 因子　46 ／ M 因子　46 ／ 本邦の Stage 分類　48

7 予後因子　49

病理学的進行度　49 ／ 臨床病理学的因子　51

8 治療 53

A 治療方針　53
Stage 0～Stage Ⅲ大腸癌の治療方針　53 ／ Stage Ⅳ大腸癌の治療方針　54

B 内視鏡治療　55
適応　55 ／ 方法　55 ／ 治療に際しての注意点　56 ／ 前処置：腸管洗浄　57 ／ 治療の準備・確認　57 ／ 前投薬　57 ／ 鎮痛・鎮静　58 ／ 抗血栓薬の取り扱い　58 ／ 偶発症　59 ／ 治療後の安静　60 ／ 内視鏡治療後の追加治療の適応基準　60 ／ 内視鏡治療後のサーベイランス　61

C 外科治療　62

❶ 大腸癌の進行度とリンパ節郭清　62
リンパ節分類　62 ／ リンパ節転移頻度　63 ／ リンパ節郭清　64

❷ 開腹手術と腹腔鏡手術　66
腹腔鏡手術適応　67 ／ 体位，ポート挿入部位　67 ／ 利点と欠点　68

❸ 結腸癌手術　69
支配血管の処理とリンパ節郭清　69 ／ 腸管授動切除　71 ／ 吻合　72

❹ 直腸癌手術　72
直腸癌手術の特徴　72 ／ リンパ節郭清　72 ／ TME　73 ／ 自律神経温存　74 ／ 直腸癌手術術式　75 ／ 放射線治療　76

❺ 自律神経温存手術　77
自律神経と機能　77 ／ 自律神経温存手術の適応　78 ／ 自律神経温存手技　78 ／ 自律神経系の温存分類　80

❻ 側方リンパ節郭清　81
側方リンパ節とは　81 ／ 側方リンパ節転移　82 ／ 側方リンパ節郭清の適応　83 ／ 手術手技　83 ／ 側方リンパ節転移陽性例の予後　85 ／ 側方リンパ節郭清の問題点　86

❼ 術前術後管理　86
術前検査　87 ／ 術前処置　88 ／ 術後管理　89

9 術後補助化学療法　90

目的 90 / 適応 90 / 投与基準 90 / 治療開始の時期, 治療期間 91 / 治療の実際 91 / 有害事象 92

10 進行・再発大腸癌の治療　94

A 治療方針　94
B 血行性転移の治療　95
肝転移に対する治療 95 / 肺転移に対する治療 96 / 脳転移に対する治療 97 / 骨転移に対する治療 98
C 腹膜播種その他の治療　99
腹膜播種に対する治療 99 / リンパ節転移に対する治療 100
D 肝転移治療成績　101
肝切除術 101 / 切除不能肝転移に対する化学療法 101 / 肝転移に対する周術期化学療法 103
E 肺転移治療成績　104
外科治療の適応 104 / 外科治療 104 / 手術成績 105 / 予後因子 105 / 化学療法 107 / 放射線療法 107
F 直腸癌局所再発の治療成績　107
はじめに 107 / 局所再発の特徴 108 / 診断 108 / 治療 108
G 全身化学療法　110
FOLFOX(＋ベバシズマブ, セツキシマブ, パニツムマブ) 113 / FOLFIRI(＋ベバシズマブ, セツキシマブ, パニツムマブ, ラムシルマブ) 115 / CapeOX(＋ベバシズマブ) 117 / FOLFOXIRI(＋ベバシズマブ) 118 / セツキシマブ 119 / パニツムマブ 119 / 5-FU/LV(＋ベバシズマブ) 120 / カペシタビン(＋ベバシズマブ) 121 / レゴラフェニブ 121 / トリフルリジン・チピラシル(TAS-102) 122

11 大腸癌治療における救急処置　　　125

A 閉塞性大腸癌　　125
疫学　125 ／ 症状　125 ／ 診断　125 ／ 治療　125
B 出血　　128
薬剤散布法　128 ／ 局注法　128 ／ 凝固法　128 ／ クリップ法　128
C 腹膜炎　　128
フロー　129 ／ 原因　129 ／ pitfalls　129 ／ 術式の選択　130
D 疼痛　　130
フロー　131 ／ pitfalls　131

12 全身化学療法の副作用対策　　　134

mFOLFOX6　134 ／ FOLFIRI　136 ／ CapeOX　138 ／ ベバシズマブ　141 ／ セツキシマブ/パニツムマブ　143 ／ レゴラフェニブ　149 ／ トリフルリジン・チピラシル（TAS-102）　152 ／ ラムシルマブ　153

13 ストーマ管理　　　157

A ストーマの種類　　157
B ストーマの治療経過　　159
ストーマの治療経過　160 ／ ストーマ周囲皮膚障害　160 ／ ABCD-Stoma®とは　160
C ストーマの管理方法　　162
ストーマケアとストーマリハビリテーション　162 ／ ストーマセルフケア指導の流れ　164 ／ 手術前オリエンテーション　164 ／ ストーマセルフケア指導の実際　165 ／ 特殊な術後ストーマケア　168
D ストーマケア　　169

トラブルへの対処方法　169　/　ストーマ外来によるフォロー　173

14 排便・排尿・性機能対策　174

A 排便対策　174
排便機能障害の原因　174　/　排便機能障害の症状　174　/　排便機能障害に対する検査　174　/　排便機能障害に対する治療　175

B 排尿対策　175
排尿機能障害の原因　175　/　排尿機能障害の症状　176　/　排尿機能障害に対する検査　176　/　排尿機能障害に対する治療　176

C 性機能対策　177
直腸癌術後の性機能　177

15 リハビリテーション　180

術後の食生活　180　/　術後の排便状態　181　/　術後の社会生活　182

16 緩和医療　184

A 疼痛コントロール　184
疼痛の評価　184　/　疼痛の分類　184　/　疼痛コントロール　184　/　オピオイドの副作用対策　186

B 外科治療　187
疼痛に対する外科治療　187　/　腸管閉塞に対する外科治療　187　/　黄疸に対する外科治療　188　/　尿閉に対する外科治療　188

C 緩和的放射線治療法　189
大腸癌に対する放射線治療の役割　189　/　大腸癌の緩和的放射線治療　190　/　予後　193

D 精神症状 194
合併する精神症状 194 / 精神症状に対する薬物療法 196

E ペインクリニック 199
総論 199 / 禁忌 199 / 神経ブロックの種類 199 / ポイント 201

17 社会的サポート 202

永久ストーマの社会保障制度 202 / 一時的ストーマの社会保障制度 203 / 生活保護受給者が受けられる社会保障制度 203 / 介護保険サービス 203

18 大腸癌におけるチーム医療 205

キャンサーボードとは 205 / 正確な診断のために 206 / 至適な治療のために 207 / 患者に対する包括的なサポートのために 208

付録 209

A 大腸癌取扱い規約と TNM 分類の相違点 209
B CV ポート 210
ポートとは何か 210 / 種類 211 / CV ポート挿入術 211 / 大腸癌患者に対する使い方 211 / ポートによるトラブル 211 / ポートのメンテナンス方法について 213 / ポート抜去 214 / ポートの将来 214

◆ 索引 215

1 大腸の解剖

1 大腸の部位

　大腸は全長約 150 cm の管腔臓器である．結腸と直腸に分かれ，結腸は盲腸，上行結腸，横行結腸，下行結腸，S状結腸から成り，直腸は直腸S状部，上部直腸(Ra)，下部直腸(Rb)，肛門管(P)，肛門から成る．各部位の定義を「大腸癌取扱い規約 第8版」[1]から引用する．

大腸の部位

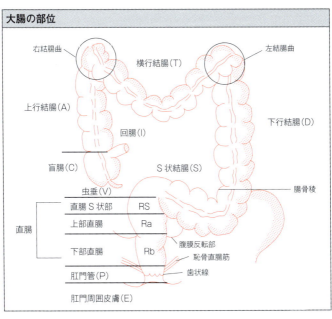

◆ 大腸各部位の定義

結腸

盲腸(C)：回盲弁の上唇より尾側の囊状部．上行結腸との境界は回盲弁の上唇の高さ．
上行結腸(A)：盲腸に続き，右結腸曲に至る部分．
横行結腸(T)：右および左結腸曲に挟まれた部分．
下行結腸(D)：左結腸曲からS状結腸起始部（ほぼ腸骨稜の高さ）に至る後腹膜に固定された部分．
S状結腸(S)：下行結腸に続く部分で，腸骨稜に対応する部位より岬角の高さまで．

直腸

直腸S状部(RS)：岬角の高さより第2仙椎下縁の高さまで．
上部直腸(Ra)：第2仙椎下縁の高さより腹膜反転部まで．
下部直腸(Rb)：腹膜反転部より恥骨直腸筋付着部上縁まで．

肛門管(P)：恥骨直腸筋付着部上縁より肛門縁までの管状部．

〔大腸癌研究会（編）：大腸癌取扱い規約 第8版．p7，金原出版，2013 より〕

　直腸から肛門に至る部位は手術方法にも関連するため，肛門縁からの距離の理解が重要である．

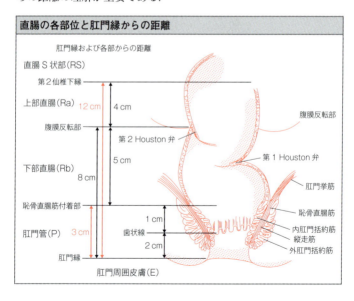

直腸の各部位と肛門縁からの距離

2 大腸の血管系

　大腸の動脈支配は，上腸間膜動脈領域と下腸間膜動脈領域の支配に分かれる．上腸間膜動脈から回結腸動脈，右結腸動脈，中結腸動脈に，下腸間膜動脈から左結腸動脈，S状結腸動脈，上直腸動脈にそれぞれ分かれる．さらに内腸骨動脈から，中直腸動脈，閉鎖動脈，上膀胱動脈，下膀胱動脈，内陰部動脈，および下直腸動脈に分かれる．

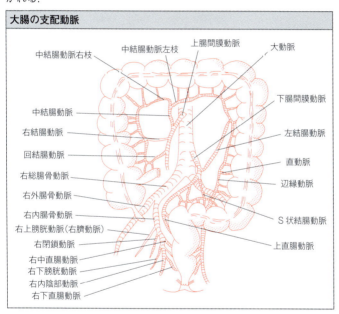

大腸の支配動脈

3 大腸のリンパ節

　大腸のリンパ節の基本構築は腸管と血管の位置関係によって決められている．腸管壁在のリンパ節，主幹動脈に沿う中間リンパ節，および主幹動脈根部の主リンパ節に分けられる．さらに直腸では側方リンパ節があり，このような基本構築に基づいて大腸癌の所属リンパ節の番号が規定されている．

大腸の所属リンパ節

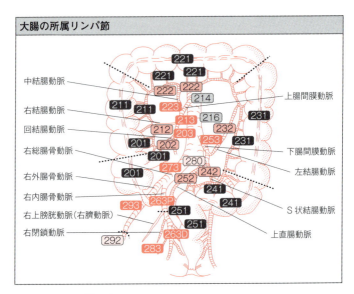

◆ 大腸のリンパ節分類

腸管傍リンパ節	結腸傍リンパ節：201，211，221，231，241 直腸傍リンパ節：251
中間リンパ節	回結腸リンパ節：202　　　　左結腸リンパ節：232 右結腸リンパ節：212　　　　S状結腸リンパ節：242 中結腸リンパ節右枝：222-rt　下腸間膜幹リンパ節*：252 中結腸リンパ節左枝：222-lt　*左結腸動脈起始部から最下S状結 　　　　　　　　　　　　　　腸動脈起始部までの下腸間膜動脈 　　　　　　　　　　　　　　に沿うリンパ節
主リンパ節	回結腸根リンパ節：203　　下腸間膜根リンパ節†：253 右結腸根リンパ節：213　　†下腸間膜動脈起始部から左結腸動脈起 中結腸根リンパ節：223　　　始部までの下腸間膜動脈に沿うリンパ節
側方リンパ節	内腸骨中枢リンパ節：263P　総腸骨リンパ節：273 内腸骨末梢リンパ節：263D　外腸骨リンパ節：293 閉鎖リンパ節：283
その他のリンパ節	大動脈分岐部リンパ節：280 鼠径リンパ節：292
主リンパ節より中枢のリンパ節	大動脈周囲リンパ節：216 上腸間膜根リンパ節：214

〔大腸癌研究会（編）：大腸癌取扱い規約 第8版．p36，金原出版，2013より一部改変〕

4 大腸の神経

　大腸壁は交感神経である内臓神経・腰内臓神経・仙骨内臓神経と，副交感神経である迷走神経および骨盤内臓神経の支配を受ける．大腸壁内には Auerbach 筋層間神経叢があり，腸管の運動を調節している．

　直腸癌手術に関連し，自律神経の理解が重要である．頭側から腰内臓神経，上下腹神経叢，下腹神経，骨盤神経叢，骨盤内臓神経に分類され，排便，排尿，性機能を調節している．

直腸に関する自律神経系

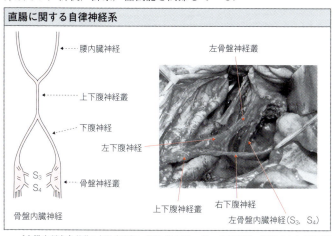

〔大腸癌研究会（編）：大腸癌取扱い規約 第8版．p21，金原出版，2013をもとに作成〕

5 大腸壁の構造

　大腸の壁は内腔側から順に，粘膜，粘膜下層，固有筋層，漿膜下層，漿膜から成る．

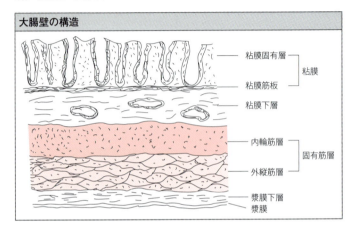

大腸壁の構造

● 文献
1）大腸癌研究会（編）：大腸癌取扱い規約 第8版．金原出版，2013

（高橋慶一）

2 大腸癌の発生・進展

大腸癌の発癌機序は，Vogelstein らによる多段階発癌モデルの提唱以来，悪性腫瘍のなかで最も研究されてきた．大腸癌の発癌機序は，大きく2つに大別することができる．1つは classical pathway で，adenoma-carcinoma sequence とも呼ばれ，多くの大腸癌が当てはまる．もう1つは serrated pathway で，過形成性ポリープ（hyperplastic polyp：HP）や鋸歯状病変（sessile serrated adenoma/polyp：SSA/P）が前駆病変であり，マイクロサテライト不安定性を示す大腸癌の発癌経路である．

1 classical pathway

相同染色体における両アレル（対立遺伝子）の APC 遺伝子の変異や欠失により，異常腺窩巣（aberrant crypt foci：ACF）が発生すると考えられている．ACF は，内視鏡の拡大視観察でメチレンブルーに濃染する異常腺管として観察される．腫瘍の発生にかかわる遺伝子（KRAS 遺伝子や TP53 遺伝子など）に変異が加わることにより，腺腫から癌へと進展すると考えられている．

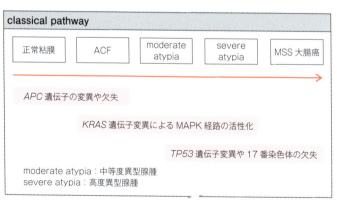

2 serrated pathway

BRAF 遺伝子の変異や CpG アイランドメチル化形質（CpG island methylator phenotype：CIMP）により ACF が発生し，HP，SSA/P

へと進展する．CIMP とは，癌抑制遺伝子のプロモーター領域で異常メチル化がみられる現象で，メチル化を受けた遺伝子は発現が抑制される．さらにミスマッチ修復遺伝子の1つである *MLH1* 遺伝子が異常メチル化を受けると，MLH1 蛋白の発現抑制が起こり，マイクロサテライト不安定性を示す大腸癌となると考えられている．

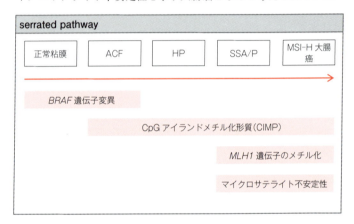

1) 染色体不安定性

多くの大腸癌では染色体の部分的な欠失や増幅がみられるが，このような異常は染色体不安定性(chromosomal instability：CIN)と呼ばれる．CIN の機序の詳細は明らかではないが，APC 蛋白の機能異常による染色体分配機構の破綻も原因の1つと考えられている．遺伝子のコピー数の増減(copy number alteration：CNA)も CIN を示す大腸癌で多くみられる．

2) マイクロサテライト不安定性

マイクロサテライト領域とは，1～2塩基の DNA の繰り返し配列を指す．細胞分裂時には DNA が複製されるが，その複製エラーはマイクロサテライト領域に起こりやすい．例えば，アデニン(A)が10個繰り返す配列では，時に A が9個として複製されることがある．DNA の数が変化することによりコードするアミノ酸の枠組みが変化するため，このような変異をフレームシフト変異と呼ぶ．ミスマッチ修復機構はそのような複製エラーを修復する働きをもつが，ミスマッチ修復機構が正常に働かなければ複製エラーを修復で

きないため，マイクロサテライト領域にフレームシフト変異が蓄積する．これをマイクロサテライト不安定性と呼ぶ．

3) CpGアイランドメチル化形質（CIMP）

　CpGアイランドとは，遺伝子のプロモーター領域に存在するCG配列の豊富な領域を指す．CG配列のシトシン（C）がメチル化されていると，その遺伝子のDNA情報は，メッセンジャーRNA（mRNA）へと転写されないため，蛋白質として発現できない．ある種の大腸癌では，CpGアイランドのメチル化がゲノムワイドに起こっており，癌抑制遺伝子などの発現が抑えられている．このような状態をCIMPと呼ぶ．CIMPを示す大腸癌では，ミスマッチ修復遺伝子である*MLH1*遺伝子にメチル化が起こっていることが多く，マイクロサテライト不安定性を示すことが多い．

〈山口達郎〉

3 疫学・予防

A 罹患・死亡

1 世界の罹患と死亡(WHO の推計値, 2012 年)[1]

- 世界の大腸癌罹患数は男性では約 74.6 万人(癌罹患全体の 10%で第 1 位), 女性では 61.4 万人(全体の 9.2%で第 2 位)
- 罹患率の地域差は 10 倍にわたり, 年齢調整罹患率は, 最高がオーストラリア/ニュージーランドで人口 10 万対比 44.8 人/32.2 人(男/女), 最低が西アフリカで 4.5 人/3.8 人
- 罹患率が男性で人口 10 万対比 32.2 人, 女性で 21.8 人を超える国はオーストラリア, ニュージーランド, カナダ, 西・北・南欧ならびに日本, 韓国など先進国で多く, 南・東南アジア, アフリカでは低率である
- 罹患率の年次推移では, 米国, ニュージーランドでは減少傾向で, 他の先進国では微増または不変の国が多く, アジア, 中・南欧の一部では増加している

- 世界の大腸癌死亡数は 69.4 万人(癌死亡全体の 8.5%)
- 大腸癌死亡率は中・東欧で最も高く, 年齢調整死亡率は人口 10 万対比 20.3 人/11.7 人(男/女), 最低が西アフリカで 3.5 人/3.0 人. 国別では中・東欧の一部に加え, ロシアやアルゼンチンなどで高い
- 死亡率の年次推移では, ニュージーランドと米国では 30 年で男性は約 10%, 女性は 30%以上低下しており, 年次統計のある先進国では概ね減少傾向にある

2 日本の罹患と死亡[2]

- 日本の大腸癌罹患数(2012 年)は男性では約 7.7 万人(癌罹患全体の 15%で第 2 位), 女性では約 5.7 万人(全体の 16%で第 2 位)
- 年齢調整罹患率は, 人口 10 万対比 70.7 人/40.9 人(男/女, 2012 年推計値)
- 大腸癌死亡数(2014 年)は約 4.8 万人で, 男性では約 2.6 万人で癌

死亡全体の12%で第3位，女性では約2.2万人で癌死亡全体の15%で第1位
- 年齢調整死亡率は人口10万対比21.0人/12.3人（男/女，2014年）
- 死亡数は結腸癌より直腸癌で男女差が大きい傾向
- 死亡率は男女とも50歳代から増加し，高齢になるほど高く，60歳代以降は男性が女性より顕著に高い
- 大腸癌死亡の増加は，主として結腸癌の増加による
- 年齢調整死亡率の年次推移は，男女とも1990年代前半までは増加し，その後は横ばいから漸減傾向
- 男女とも罹患数は死亡数の約3倍で，大腸癌の生存率が比較的高いことと関連していると考えられる
- 生涯で大腸癌に罹患する確率は男性で9.0%（11人に1人），女性で7.1%（14人に1人），大腸癌で死亡する確率は男性で3.0%（33人に1人），女性で2.3%（44人に1人）

◆ 2012年の部位別癌罹患数（地域がん登録全国推計値）

	1位	2位	3位	4位	5位
男性	胃	大腸	肺	前立腺	肝臓
女性	乳房	大腸	胃	肺	子宮
男女計	大腸	胃	肺	乳房	前立腺

（国立がん研究センターがん対策情報センター）

◆ 2014年の部位別癌死亡数

	1位	2位	3位	4位	5位
男性	肺	胃	大腸	肝臓	膵臓
女性	大腸	肺	胃	膵臓	乳房
男女計	肺	大腸	胃	膵臓	肝臓

（国立がん研究センターがん対策情報センター）

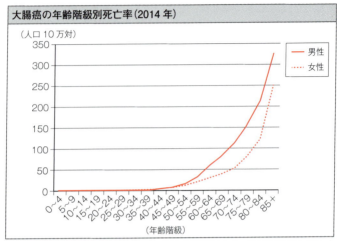

(国立がん研究センターがん対策情報センター)

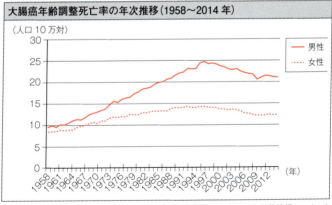

(国立がん研究センターがん対策情報センター)

◆ 累積癌罹患リスク(2011年罹患・死亡データに基づく)と累積癌死亡リスク(2014年死亡データに基づく)

部位	生涯累積癌罹患リスク		生涯累積癌死亡リスク	
	男性	女性	男性	女性
結腸	5.6%	5.2%	1.9%	1.7%
直腸	3.4%	1.9%	1.1%	0.6%
大腸	9.0%	7.1%	3.0%	2.3%

文献

1) GLOBOCAN 2012 : Estimated Cancer Incidence, Mortality and Prevalence Worldwide in 2012
   http://globocan.iarc.fr/Default.aspx
2) 国立がん研究センターがん対策情報センター:がん情報サービス「がん登録・統計」.
   http://ganjoho.jp/reg_stat/statistics/index.html

〔小泉浩一〕

B 予防要因とリスク要因

1 食物,栄養,身体活動と大腸癌の関連

1)国際評価

◆ World Cancer Research Fund(WCRF)と American Institute for Cancer Research(AICR)によるエビデンス評価[1]

エビデンスの確実性	予防要因	リスク要因
確実	運動	赤肉(牛,豚,ラム) 加工肉 アルコール飲料(男性) 体脂肪 内臓脂肪 高身長
ほぼ確実	食物繊維を含む食物 ニンニク 牛乳 カルシウム	アルコール飲料(女性)
限定的;示唆的	非デンプン性野菜 果物 葉酸を含む食物 セレニウムを含む食物 魚 ビタミンDを含む食物 セレニウム	鉄を含む食物 チーズ 動物性脂肪を含む食物 砂糖を含む食物

2)本邦での評価

◆ 国立がん研究センター がん予防・検診研究センター 予防研究グループによるエビデンス評価[2]

エビデンスの確実性	予防要因	リスク要因
確実		アルコール飲料
ほぼ確実	運動(結腸)	肥満
可能性あり	食物繊維 カルシウム 魚由来の不飽和脂肪酸	喫煙(直腸) 糖尿病と関連マーカー 加工肉/赤肉
データ不十分	喫煙(結腸),運動(直腸),高身長,野菜,果物,肉全般,魚,穀類,牛乳・乳製品,コーヒー,ビタミンD,葉酸,イソフラボン,ビタミン,カロテノイド	

2 大腸癌のハイリスクグループとスクリーニング[3]

1) ハイリスクグループ

- 年齢:
  大腸癌の診断の90%以上が50歳以上,80%以上が60歳以上
- 既往歴:
  ①大腸腺腫または大腸癌
  ②他臓器癌(特に子宮体癌)
  ③潰瘍性大腸炎やクローン病などの炎症性腸疾患
  ④糖尿病
  ⑤先端巨大症
  ⑥臓器移植
  ⑦骨盤腔へ放射線治療 (直腸癌)
  ⑧HIV感染症(肛門管癌)
- 家族歴:
  多発大腸腺腫または大腸癌がある.
  ①1人の第1度近親者(親・子・兄弟姉妹)が45歳以下で大腸癌と診断されている
  ②2人以上の第1度近親者が大腸癌と診断されている
- 遺伝性疾患の罹患:
  ①Lynch(リンチ)症候群(hereditary non-polyposis colorectal cancer: HNPCC), Muir-Torre syndrome, Turcot syndrome
  ②家族性大腸腺腫症(familial adenomatous polyposis: FAP)
  ③attenuated FAP(AFAP)
  ④MYH-associated polyposis(MAP)
  ⑤Peutz-Jeghers syndrome(PJS)
  ⑥若年性ポリポーシス(juvenile polyposis syndrome: JPS)
  ⑦serrated polyposis syndrome(SPS)
  ⑧Cowden syndrome
  ⑨Li-Fraumeni syndrome

  Lynch症候群関連癌は大腸癌,子宮内膜癌,胃癌,卵巣癌,小腸癌,腎盂・尿管癌,胆道癌,膵癌など,Cowden syndrome, Li-Fraumeni syndromeでは乳癌,卵巣癌などが関連癌なので,関連癌を既往にもつ場合は,特に大腸癌のハイリスク.

2）リスク因子のアセスメント

①標準的なリスク群
- 50歳以上
- 腺腫，SSP（sessile serrated polyp）や癌の既往なし
- 炎症性腸疾患の既往なし
- 大腸癌の家族歴なし

②リスク上昇群
- 腺腫またはSSPの既往
- 大腸癌の既往
- 炎症性腸疾患の既往
- 大腸癌の家族歴

③ハイリスク群
- Lynch症候群
- ポリポーシス（FAP，AFAP，MAP，PJS，JPS，SPS）
- Cowden syndrome
- Li-Fraumeni syndrome

- 遺伝性疾患は概ねハイリスク群になり，同時・異時多発大腸癌，他臓器癌の発症のリスクが高い．
  - 家族歴を聴取し，第1度近親者，第2度近親者（祖父母，叔父叔母，甥姪），第3度近親者（従兄弟など）の癌の診断時年齢，死亡時年齢と死因，発生部位，多発性の有無などを聴取
  - 遺伝子検査と遺伝カウンセリングを検討

● 文献

1) World Cancer Research Fund（WCRF）/American Institute for Cancer Research（AICR）: Food, Nutrition, Physical Activity, and the Prevention of Cancer : a Global Perspective. AICR, Washington DC, 2007
2) 国立がん研究センター 社会と健康研究センター 予防研究グループ：科学的根拠に基づく発がん性・がん予防効果の評価とがん予防ガイドライン提言に関する研究．
http://epi.ncc.go.jp/files/02_can_prev/matrix_150819JP.pdf
3) National Comprehensive Cancer Network : Risk assessment for colorectal cancer（CSCR-1）. NCCN Guidelines Version 1.2015, Colorectal Cancer Screening. pp280-288
http://www.nccn.org/professionals/physician_gls/pdf/colorectal_screening.pdf

（小泉浩一）

4 診断

A 診断の流れ

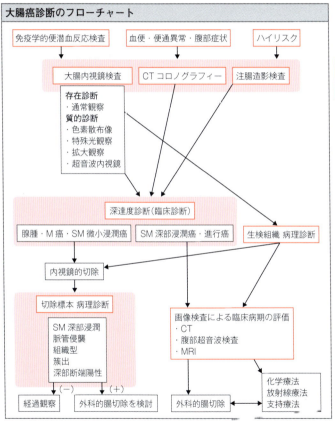

大腸癌診断のフローチャート

1 便潜血検査

- 便潜血検査には免疫法と化学法があるが，本邦の大腸癌検診では免疫法が用いられる
- 本邦では連日1回採便する2日法が行われる．2日のうち1日で

も陽性であれば，要精密検査であり，全大腸内視鏡検査が推奨されている(1回のみでは偽陰性が多く，回数を増やせば偽陰性は減るものの偽陽性率が高くなる．統計学的解析から2回の採便が推奨される)
- ただし，要精密検査者における大腸癌発見率は高くない．このため，逐年検診が推奨されている

◆ 2012年度がん検診受診者における要精密検査の状況

A. 大腸がん検診受診者数	4,714,042人
B. 要精密検査者数(B/A)	292,848人 (0.062)
C. 精密検査受診者数(C/B)	188,635人 (0.644)
D. 癌であった者(D/C)	8,719人 (0.046)

(厚生労働省 平成25年度地域保健・健康増進事業報告をもとに計算)

- 便潜血陽性の精密検査で最も多くみられるものは腺腫などの良性疾患である
- 感度は1回法では進行癌で80％ほど，また，癌または10 mm以上の病変で20％ほどである
- 便潜血陽性者に対する精密検査で異常を認めない場合は，便潜血検査が偽陽性である可能性，および大腸内視鏡検査における見落としの可能性がある

2 CTコロノグラフィー(CTC)

- 2012年にCTCが保険適用となり，術前評価法にとどまらず，一部ではスクリーニング検査として実施されている．適応として大腸内視鏡挿入困難例や，超高齢者などがあげられる
- 残渣や腸液は病変の描出を困難にするため，腸管洗浄液による前処置は必要である
- 炭酸ガスなどの気体を陰性造影剤として大腸を拡張し粘膜面を描出するが，拡張不良の影響は大きい
- 10 mm以上のポリープの検出率は90％以上だが，表面型病変の検出率は高くない

● 文献
1) 松田尚久，他：大腸—有効性評価に基づく大腸がん検診ガイドライン．消化器内視鏡 2015；27：438-442
2) 樫田博史：大腸癌スクリーニング法の選択と診断ストラテジー．消化器内視

鏡 2015；27：583-588

（桑田　剛）

B 症状

- 大腸癌は緩徐に増大するため，症状が出現するまでに年単位の時間が経過している
- 無症状でも腫瘍の増大や潰瘍形成に伴い慢性出血をきたし，小球性低色素性貧血を認め，診断契機となることもある
- 症状は原発巣の局在により傾向が異なる

1 右側結腸

- 一般的に症状が出現しにくく，直腸や左側結腸と比較して腫瘍が大きくなってから出現する
- 倦怠感や息切れなど，小球性貧血による症状が主体である
- まれに，便に血液が混じり暗赤色を呈する
- 腫瘍の増大に伴い，腹部不快感を訴えることや，腹部腫瘤を自覚することもある
- 腸管径が大きいため腸閉塞症状を呈することは比較的少ないが，盲腸癌では回盲弁に浸潤し腸閉塞をきたしうる

2 左側結腸

- 右側結腸に比べ腸管径が小さく，全周性の狭窄をきたして閉塞症状が出現しやすい
- 閉塞症状として，疝痛（発作的に始まる腹痛で，徐々に減衰し間欠期を伴う）を訴える．特に食後に多い
- 便通異常は「便秘」を訴えることもあるが，閉塞部位を軟便が少量・頻回に通過するために「下痢」を訴えることもあり，これらが交互に起こる交代性便通異常となることもある
- 血便がしばしばみられ，鮮紅色の血便や，便の表面に鮮血が付着する
- 便柱が細くなったり，兎糞様にこま切れの便になる
- ゼリー状の粘液便や便の表面に粘液が付着することもある

3 直腸

- 左側結腸と同様に閉塞症状を伴いやすい
- 便通異常は左側結腸と同様に「便秘」「下痢」のいずれもみられるほか,「テネスムス」もみられる
- 初期症状として血便が多い
- 直腸癌が膀胱・腟壁・周囲の神経に浸潤し, 会陰部や仙骨部の疼痛を伴うことがある

◆ 原発巣の局在部位別の症状の特徴

右側結腸	左側結腸	直腸
・管腔径が大きく, 便が液状であるため, 腫瘍がかなり大きくなるまで閉塞症状が出現しにくい	・管腔径が小さく, 便が固形であるため, 閉塞症状をきたしやすい	・閉塞症状をきたしやすい
・慢性出血に伴う小球性貧血による倦怠感などの症状がみられる	・便秘・下痢いずれもみられる	・便秘・下痢のほか, テネスムスがみられる
・肉眼的血便はまれ	・血便がみられる	・初期より血便がみられる

● 文献

1) Bresalier RS : Colorectal cancer ; clinical features. In : Feldman M, et al (eds) : Sleisenger and Fordtran's Gastrointestinal and Liver Disease, 9th ed. pp2218-2219, Saunders, 2010

(桑田 剛)

C 触診・直腸指診

1 触診

1) 腫瘤触知

腫瘍が大きい場合には腹部触診で腫瘤を触知することがある. 腫瘍が大きくなってから症状が出現する傾向のある右側結腸癌でみられる.

2) 腹部膨満

狭窄が強く, 腸閉塞となり, 腹部膨満を呈することがある. 閉塞症状の出やすい左側結腸癌に多い.

2 直腸指診

- 検者に背を向けた左側臥位で,膝と大腿を曲げ,殿部を検者側に突き出すような体位(Sims位)で行う

直腸指診時のSims位

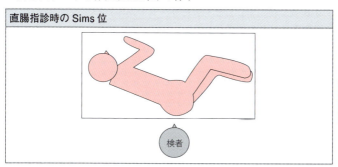

- 患者がリラックスできるよう声掛けをする
- 検者は指嚢あるいはディスポーザブル手袋を装着し,右示指に潤滑剤をつけ,肛門からゆっくり挿入する.肛門縁～肛門管～直腸膨大部へ進める.手首を回転して全周を触診する
- 部位を表現するには時計に見立てて,6時の位置などと表記する

直腸指診の際の部位の表現

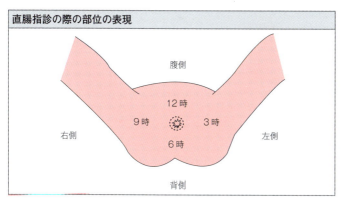

- 通常,下部直腸(腹膜反転部の高さ)までを触診できる
- 進行癌では凹凸不整の硬い腫瘤を触知する.一般的に粘膜内癌は柔らかく可動性良好であり,粘膜下層浸潤癌,進行癌と深達度が深くなるほど硬さが増し可動性が不良となる.このため,下部直

腸癌においては直腸指診が深達度診断の一助となる
- 肛門管内では括約筋の緊張状態(トーヌス)を確認する．特に高齢患者などトーヌスの低下した患者では，直腸癌に対する肛門温存手術後に便失禁に悩まされるケースもあるため，術式選択のうえで重要な情報である
- 直腸指診を終える際に示指への血液付着の有無を確認する

● 文献
1) 家田浩男：3 肛門診察の実際．岩垂純一(編)：実地医家のための肛門疾患診療プラクティス．pp31-47, 永井書店，2000

(桑田　剛)

D 下部消化管内視鏡検査

1 前処置：腸管洗浄

1) Golytely 法
- ニフレック®(polyethylene glycol electrolyte lavage solution：PEG-ELS)を用いる
- 腸管から吸収されることも腸液分泌を促進することもなく，体液組成に影響の少ない前処置法である
- 腸管洗浄効果は高いが，臭いと味が独特で，患者の受容度がやや低い
- 腸管内で洗浄液は泡立ちやすく，消泡剤の併用が望ましい
- 検査前日の食事制限や下剤投与は不要であるとされているが，良好な腸管洗浄効果を得るため，前日に接触性下剤を用いた変法を行うとよい

◆ 当院で実施している Golytely 法の変法

前々日〜	キノコ・海藻・繊維の多い野菜・こんにゃく・種のある果物・ごまなどを摂らない 上記の制限を守って前日まで普通食を摂取
前日 21 時	ピコスルファートナトリウム内用液(0.75%) 10 mL をコップ 1 杯に混ぜて内服
当日	朝食禁．ニフレック® 1 袋を 2 L の水で溶解して 1 L/時で内服．排泄液が透明になるまで内服するが，上限は 4 L まで

2) クエン酸マグネシウム等張液を用いる方法

- マグコロール®P散100 g(製剤量として)を1,800 mLの水で溶解した等張液を用いる
- Golytely液に比べ腸管洗浄力がやや劣るとされているので,前日に接触性下剤と検査食を併用する
- スポーツ飲料のような味のため患者の受容度が比較的高い

◆ 当院で実施しているクエン酸マグネシウム等張液による腸管洗浄

前日	検査食(クリアスルー®3食セット)を朝・昼・夕に摂取
前日21時	ピコスルファートナトリウム内用液(0.75%)10 mLをコップ1杯に混ぜて内服
当日	朝食禁.マグコロール®P散100 g(製剤量として)を水で溶解して1,800 mLとし,1時間以上かけて内服.排泄状態が不良であれば追加内服するが,総量2,400 mLまで

■ 前処置におけるpitfall

いずれの方法でも排便がない場合には,大腸癌などによる狭窄性病変の可能性がある.これに気づかず等張液の内服を続けてしまうと,大腸イレウスとなり,腹部膨満,腹痛,嘔気・嘔吐をきたしうる.

臨床症状や画像検査から大腸狭窄が疑われる症例では,マグコロール®P散を高張液〔50 g(製剤量として)を水180 mLに溶解したもの〕として用いたり,浣腸のみ,もしくは前処置なしとしたりするなどの対応が必要である.

前処置により大腸イレウスをきたした場合には,経肛門的イレウス管(デニス™ コロレクタル チューブ)や大腸ステントによる減圧を考慮すべきである.

3) その他の方法

①モビプレップ®

- 高張性の経口腸管洗浄剤で,服用量の減量を可能としている
- ただし,モビプレップ®は高張性であるため1.5 Lに対して750 mLの水またはお茶を飲むことで脱水を予防する

②ビジクリア®

- 錠剤の腸管洗浄剤である
- 1回あたり5錠ずつ,200 mLの水とともに内服.これを15分ごとに計10回(計50錠)服用する

2 前投薬

1) 鎮痙薬
- ブスコパン®やグルカゴンを鎮痙薬として用いる
- ブスコパン®は迷走神経反射の予防・治療にも有効である
- ルートをキープして静脈注射で使用すると，検査中に蠕動が出現したときに追加投与できる
- なお，ブスコパン®の添付文書には禁忌として緑内障，前立腺肥大による排尿障害などが記載されている．緑内障で問題となるのは「狭隅角緑内障」であり，狭隅角でなければ投与可能である．問診では緑内障についての詳細な情報は得られないことが多く，事前に眼科医に問い合わせておくとよい
- 前立腺肥大による排尿障害ではブスコパン®投与は禁忌とされているが，排尿障害がない前立腺肥大の患者では慎重投与可能である．ただし，投薬により排尿障害をきたしうるため，検査終了後に1回目の排尿を確認してから帰宅させるようにしたほうがよい
- ブスコパン®投与時には視調節障害をきたす場合があるため，検査後に乗り物の運転などをしないよう患者に指導する

2) 鎮痛薬・鎮静薬
- 疼痛や苦痛が想定される場合や治療の所要時間によっては，適宜鎮痛薬や鎮静薬投与を考慮する

◆ 鎮静のための処方

①ベンゾジアゼピン系薬剤単独
②ペチジンなどの鎮痛薬単独
③ベンゾジアゼピン系薬剤＋鎮痛薬

- 呼吸抑制，循環動態，徐脈，不整脈，前向性健忘，脱抑制，吃逆などに注意する
- モニタリングは必須である
- ベンゾジアゼピン系薬剤により生じた呼吸抑制などの緊急回避には，拮抗薬としてフルマゼニルが有効．麻薬系鎮痛薬の拮抗薬としてはナロキソンが有効

◆ 鎮静・鎮痛薬の使用例

催眠鎮静薬	ジアゼパム(ホリゾン®) 5〜10 mg 静注 ミダゾラム(ドルミカム®) 0.02〜0.03 mg/kg 静注 フルニトラゼパム(サイレース®) 0.004〜0.03 mg/kg 静注 デクスメデトミジン(プレセデックス®) 0.2〜0.7 μg/kg/時で静脈内持続注入
麻薬性鎮痛薬	ペチジン(オピスタン®) 35〜50 mg 皮下注・筋注・静注 フェンタニル 1〜3 μg/kg 静注
拮抗性鎮痛薬	ペンタゾシン(ソセゴン®) 15 mg 静注または筋注
静脈麻酔薬	プロポフォール(ディプリバン®) 0.5〜2.0 mg/kg 静注
拮抗薬	フルマゼニル(アネキセート®) 0.2 mg 静注

3 検査の実際

- 大腸内視鏡挿入・観察については良書が多数あり，詳細は他書を参照されたい
- 腸管を伸ばさず，軸保持短縮法での挿入を心がける
- ループを形成した場合には早めにループ解除する
- 体位変換により腸管内の空気の分布が変化するため，挿入・観察ではこれを利用する
- 高度癒着例やS状結腸憩室炎による狭小化を伴う例などでは細径内視鏡を，腸管過長例では太く硬めのスコープを用いたほうがよい
- 襞裏や屈曲部が死角となりやすく，見落としが起こりうる
  - →空気量を少量〜中等量にし，襞を押さえ込んで観察する
  - →透明フードを装着して観察する
  - →上行結腸では可能ならば反転観察も併用する
  - →S状結腸ではスコープ抜去時に腸管が短縮された状態で観察するだけでなく，pushで再挿入して腸管を伸ばした状態で観察することも有効である
  - →下部直腸は順視での観察のみでは死角があるため，直腸内反転により観察する
- 疼痛や不安の訴えが強い患者では，鎮痛薬・鎮静薬を併用する

4 肉眼型診断

1）肉眼型[1)]

0型：表在型
1型：隆起腫瘤型
2型：潰瘍限局型
3型：潰瘍浸潤型
4型：びまん浸潤型
5型：分類不能

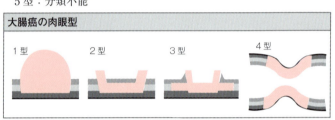
大腸癌の肉眼型

- 0型の亜分類
  - 0-Ⅰ型：隆起型　　Ip：有茎性（pedunculated）
  　　　　　　　　　　Isp：亜有茎性（subpedunculated）
  　　　　　　　　　　Is：無茎性（sessile）
  - 0-Ⅱ型：表面型　　Ⅱa：表面隆起型（flat-elevated）
  　　　　　　　　　　Ⅱb：表面平坦型（flat）
  　　　　　　　　　　Ⅱc：表面陥凹型（depressed）

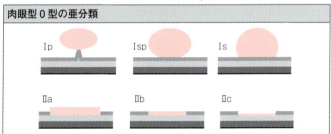
肉眼型0型の亜分類

◆ 0型(表在型)癌の肉眼型診断における留意点

- 深達度が粘膜内もしくは粘膜下層であると想定される病変を表在型(0型)とする
- 0型の肉眼型判定は内視鏡所見を優先し,組織発生や腫瘍・非腫瘍の違いを考慮せず,病変の形を全体像としてとらえる
- 表在型亜分類の2つの要素を有する腫瘍では,面積が広い病変を先に記載し,IIc+IIaのように+でつなぐ
- 形態は送気の状態や観察する角度により異なることがあるため,ある程度送気して伸展させ,複数の角度から観察して判定する

2) 深達度診断[1]

大腸癌の壁深達度

Tis	:粘膜内(M)にとどまる
T1a	:粘膜下層(SM)までにとどまり,浸潤距離<1,000μm
T1b	:粘膜下層(SM)までにとどまり,浸潤距離≧1,000μm
T2	:固有筋層(MP)まで浸潤
T3	:固有筋層(MP)を越えて浸潤 漿膜を有する部位では漿膜下層(SS)までにとどまる 漿膜を有しない部位では外膜(A)までにとどまる
T4a	:癌が漿膜表面に露出(SE)
T4b	:癌が直接他臓器に浸潤(SI/AI)

①通常観察による質的診断

表在型癌では,内視鏡的切除適応基準となるSM浸潤距離1,000μm未満かを術前診断することが重要である.通常観察によるSM深部浸潤に有意な所見を以下に示すが,いずれの所見もSM深部浸潤を確定する所見ではなく,M癌でも認める場合も少なくないため,総合的に評価する.

◆ 通常観察によるSM深部浸潤で有意にみられる所見

病変の全体像	表面の性状	周囲の性状
緊満感 硬さ 正常粘膜から成る辺縁立ち上り 空気変形	表面のびらん・潰瘍形成 凹凸不整 粗大結節 陥凹内隆起 陥凹内の凹凸 蛇氷 易出血性	襞集中 ひきつれ 台状挙上 有茎性病変での茎の太まり

②拡大観察による質的診断

- 工藤・鶴田分類[2,3]が用いられている
- インジゴカルミン散布もしくはクリスタルバイオレット染色を用

いて拡大観察する
- ⅢLやⅣ型 pit はインジゴカルミン散布でも観察できるが，ⅢS，VIやVNについてはクリスタルバイオレット染色による観察が必要
- 腫瘍・非腫瘍の鑑別，腺腫と癌の鑑別，深達度診断において有用である

◆ **工藤・鶴田分類**

Ⅰ	Ⅱ	ⅢS	ⅢL	Ⅳ	VI		VN
					ⅢS，ⅢL，Ⅳ型の pit の配列乱れ，大小不同など不整化		pitが減少〜消失し，無構造所見を伴う
類円形 pit	星芒状 pit	小さい類円形 pit	管状〜類円形 pit	樹枝状脳回状	軽度不整	高度不整 ・内腔狭小 ・辺縁不整 ・輪郭不明瞭 ・pit間被覆上皮の染色性低下・消失 ・scratch sign	
				腫瘍性			
正常腺管	過形成	表面陥凹型に特徴的	軽〜中等度異型腺腫	腺腫・癌	M癌	SM癌	SM癌

5 生検診断

- 生検は内視鏡観察による質的診断を十分に行ったのち，必要に応じて行う
- 腫瘍組織が表面に存在し，採取可能な部位から生検するよう注意する
- 潰瘍性病変などで，正常粘膜で覆われた周堤の外縁を生検しても腫瘍組織は採取できない．必ず潰瘍辺縁部の腫瘍が露出している部位を狙って生検を行う

正しい生検部位

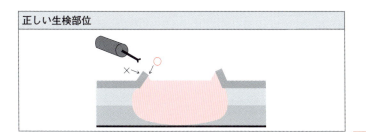

- IIa 病変，IIc 病変など表面型腫瘍に対して生検を行うと，粘膜下層の線維化を起こし，のちに EMR などを行う際に局注で lifting 不良となり切除を難しくしてしまう．これらの病変で内視鏡的切除の適応となる場合は，術前の生検はすべきでない

6 結腸ストーマからの内視鏡検査

- 検査前にストーマの種類(単孔式・双孔式)を確認しておく
- 検査時にストーマ装具を除去する必要があり，替えの装具を持参するよう患者に説明しておく
- 一般的に仰臥位で挿入・観察を行う．穴あきシーツを用いてストーマ周囲を覆っておくと，ストーマからの腸液流出による周囲の汚染を防げる
- スコープ挿入前に潤滑剤を塗ってストーマから指診を行い，腸管の走行および挿入可能な太さを確認する．スコープの選択は一般的に細径のものがよい
- スコープの挿入は腹壁に対して垂直にし，愛護的に行う．癒着がある場合が多いため，スコープ操作はゆっくり行う．ループ解除困難な場合にはループ形成したまま深部挿入する
- ストーマに近い部位では，ストーマから脱気するため腸管が伸展せず観察不十分となりやすいため，透明フードを装着するとよい

文献

1) 大腸癌研究会(編)：大腸癌取扱い規約 第8版．金原出版，2013
2) 鶴田 修，他：大腸 2)観察法．日本消化器内視鏡学会(監)：消化器内視鏡ハンドブック．pp329-340，日本メディカルセンター，2012
3) 工藤進英，他：大腸の新しい pit pattern 分類―箱根合意に基づいた V_I, V_N

型 pit pattern. 早期大腸癌 2005 ; 9 : 135-140
4) 岡　志郎, 他：大腸 1)挿入手技(全大腸内視鏡検査). 日本消化器内視鏡学会(監)：消化器内視鏡ハンドブック. pp319-328, 日本メディカルセンター, 2012

（桑田　剛）

E 注腸造影検査

1 前処置

　一般的な注腸造影の前処置は，低残渣食による食事制限と十分な水分摂取に加え，塩類下剤としてクエン酸マグネシウム，接触性下剤としてセンノシドやピコスルファートナトリウムを用いる，ブラウン変法が行われる．

◆ 当院で行っている注腸造影検査の前処置

食事は検査前日の朝食から大腸検査食(エニマクリン®eコロン)
水分は十分に摂取する
前日 20 時　テレミンソフト®坐薬(10 mg)　1 個　肛門内挿入
　　 21 時　マグコロール®P 散 50 g (製剤量として)　水 180 mL に溶解(高張液)内服
　　 23 時　センノシド錠(12 mg)　3 錠　内服
当日　7 時　テレミンソフト®坐薬(10 mg)　1 個　肛門内挿入

2 検査の実際

- ブラウン変法で前処置を行った場合，バリウムは標準的に 60〜80w/v%の濃度で 250〜300 mL を用いる
- 当院ではバリエネマ®HD 75%を用いている
- 肛門括約筋の括約が弱い患者では，三管分離逆止弁付直腸カテーテル(クリエートメディック社)と組み合わせて使用すると肛門からのバリウムや空気の漏れを防ぐことができる
- 鎮痙薬(ブスコパン®，グルカゴン)の筋肉注射は必須である

1）二重造影法

　大腸の造影では，病変の詳細な観察には二重造影が適しており，基本的な造影方法である．

◆ 二重造影法の手順

①左側臥位で直腸指診を行ったのち,チューブを肛門に挿入する
②バリウムをまず左側臥位でゆっくり注入,必要に応じ左側臥位から腹臥位への体位変換を行う
③バリウムが脾彎曲部を越えるまでバリウムを先行させて注入する
④その後は,腹臥位にして少量の送気をするとバリウムが横行結腸を進む
⑤右側臥位から仰臥位に体位変換するとバリウムは上行結腸へ入る
⑥さらに半立位にするとバリウムは盲腸へ進む
⑦再び,透視台を水平にして1回転してもらう
⑧その後,大腸全体が膨らむ程度にゆっくり空気を注入して,二重造影像を得る

詳細な撮影方法は他書を参照されたい〔文献1)など〕.

2) 充盈法

- 腸管がバリウムで充満された状態で撮影する方法.二重造影法の手順のうち,空気を注入する前やバリウムの移動時に充盈像を得ることができる
- 狭窄をきたしている大腸癌の存在診断,狭窄の程度の評価が可能である
- また,憩室が多発している腸管内に隆起性病変がある場合には,二重造影よりも充盈像のほうが病変を指摘しやすい

3) 圧迫法

- 圧迫筒や木製のへら、枕などを用いて腹壁から圧迫して撮影する
- 充盈法に続いて病変部を圧迫して性状を観察する
- 腸管の重なっている部位では、圧迫することで重なりを外して撮影する

3 大腸癌の深達度診断

注腸造影検査における大腸癌深達度診断では,牛尾ら[2]による側面変形の分類が広く用いられている.

側面変形の分類

無変形
粘膜内癌〜粘膜下層に少量浸潤したもの

角状変形
粘膜下層に中等度浸潤している場合が多い

弧状変形
粘膜下層に大量に浸潤しているか,固有筋層に少量浸潤している

台形状変形
固有筋層もしくはそれ以深に大量に浸潤している

■ 注腸造影検査の有用性

　大腸癌の存在診断のために注腸造影検査が選択される機会は少なくなってきている.しかし,狭窄や高度癒着などにより細径内視鏡ですら挿入が不可能で,注腸造影に存在診断を委ねざるを得ない例が存在する.

　質的診断においても,例えば丈の高い隆起性病変の深達度診断では,内視鏡検査よりも注腸造影による側面変形の評価のほうが有用な場合がある.また,4型大腸癌の病変の範囲診断は,注腸造影検査で客観的に評価可能である.

　内視鏡検査が大腸癌診断の主流となっている今日においても,注腸造影検査の長所を知り,内視鏡検査の弱点を補うべく活用すべきであろう.

● 文献

1) 齋田幸久,他:Ⅱ注腸造影.消化管造影ベスト・テクニック 第2版.pp56-84,医学書院,2011
2) 牛尾恭輔,他:大腸癌の深達度診断—X線像による壁の深達度診断.胃と腸 2001;36:351-370

〈桑田　剛〉

F CT検査

- 原発巣の評価,ステージング,術後の転移検索などを包括して診断可能であり,どの局面でも画像診断の基本となる
- 可能であれば経静脈性造影剤を使用して撮影する
- 撮像範囲は胸部から骨盤まで
- multiditector CT(MDCT)の登場により多断面の画像を作成でき,診断能が向上している

1 術前検査:推奨グレードB[1]

1)局所の評価
- 壁内の層構造を描出することは困難
- 壁外浸潤(T2かT3か),隣接臓器浸潤(T4か)の診断が主目的
  - 壁外の脂肪織に毛羽立ちがあれば,漿膜外浸潤あり
  - 隣接臓器浸潤は介在する脂肪織の有無などで判断
- 領域リンパ節の評価

2)遠隔転移
①遠隔臓器への転移
- 肝臓,腹膜,肺の順に多い
- 肝転移:乏血性.辺縁優位のリング状濃染.石灰化も比較的多い
- 腹膜:腸間膜,大網の結節,脂肪織混濁,腹膜肥厚
- 肺:大小の類円形結節

②リンパ節転移
- 短径10mm以上を有意な腫大とする
- 有意な腫大でなくとも転移であるリンパ節も存在する

③その他のCT検査
　CTCにより注腸造影に類似した画像を撮影可能である.症例の蓄積や被曝低減の工夫なども進み,今後の普及が期待される.

2 術後検査:推奨グレードB[1]

1)経過観察の目安[2]
- 術後5年まで(再発の95%以上は術後5年以内に発生し,特に3年以内に80%と多い)

◆ 経過観察の目安

> 胸腹部 CT(直腸癌は骨盤まで)
> ・pStage Ⅱ以下
> 　3年目までは半年ごと,それ以降5年目までは1年ごと
> ・pStage Ⅲ以上
> 　5年目まで半年ごと

- 最近は MDCT の普及に伴い,胸部から骨盤までまとめて撮影,経過観察されることが多い

2) 初発再発部位とその頻度
- 肝(7.0％),肺(4.7％),局所(3.9％)の順に多い[3]
- 直腸癌は結腸癌と比較して肺転移,局所再発の頻度が高い

3) 局所再発の診断
- 吻合部近傍,後腹膜,骨盤内に発生
- 直腸癌の場合,術後変化との鑑別が難しく,MRI などとの比較や経過観察が重要

3 CT 検査の限界

- 5 mm 前後の病変までは検出可能だが,小さな病変については良悪性の鑑別が困難
- ヨードアレルギー,腎機能低下などにより経静脈性造影剤が使用困難な場合,診断能が低下する
- 局所再発,肝転移の検出については MRI が優れている

● 文献

1) 日本医学放射線学会,日本放射線科専門医会・医会(編):画像診断ガイドライン 2013 年版.pp250-251, 312-315,金原出版,2013
2) 大腸癌研究会(編):大腸癌治療ガイドライン 医師用 2014 年版.金原出版,2014
3) 早川克己,他:第6章 大腸癌.癌の術後画像診断―合併症と局所再発のチェックポイント.画像診断 2013;33:s76-s118

(高木康伸)

G MRI 検査

　CT と異なり,全身の撮影は困難である.そのためスクリーニング検査としてはあまり適していない.CT で診断が難しい局所病変

や肝転移が疑われる病変について使用されることが多い.

1 術前検査：推奨グレードB[1]（ただし直腸癌のみ）

1) 局所浸潤の診断
- 直腸病変の局在，直腸間膜の浸潤評価に有用
- 肛門挙筋，肛門括約筋への浸潤評価
  ➡肛門温存の適応を判断する目的

2) 肝転移の評価
- 肝特異性造影剤(EOB, SPIO)を用いれば，CTよりも肝転移検出の感度は高い

◆ 大腸癌肝転移のMRI所見

- T1強調画像(T1WI)で低信号，T2強調画像(T2WI)で高信号
- 造影MRI(ダイナミックスタディ)で辺縁主体の早期濃染
- 拡散強調画像で高信号，ADCmapで低信号
- EOB造影による肝細胞相での低信号
- SPIO造影剤によるT2WIでの高信号

- 大腸癌の場合，肝転移は切除を前提として検査を考慮する
  ➡正確な数，部位の情報が必要で，肝特異性造影剤を用いたMRIが有用

◆ MRI造影剤について

- Gd造影剤(病変そのものに対する造影増強効果をみる)
- 肝特異性造影剤(正常肝細胞へ取り込まれ，コントラストがつく)
  EOB：正常肝細胞は造影剤を取り込み，T1WIで高信号となる
    →腫瘍などの病変は相対的に低信号となる
  SPIO：正常肝細胞は造影剤を取り込み，T2WIで低信号となる
    →腫瘍などの病変は相対的に高信号となる

2 経過観察：推奨グレードC1[1]（ただし直腸癌のみ）

1) 局所再発の診断
　仙骨前面の腫瘍のように，術後変化と再発腫瘍の鑑別がCTでは難しい場合に用いられる.

◆ **悪性の指標となる MRI 所見**[1]

・T2WI での高信号
・nodular tumor margin
・ダイナミック造影における 40%以上の造影増強効果
・拡散強調像における高信号

2) 肝転移の評価
- 経過観察の CT や US で転移が疑われた症例で行う
- 特に術後では肝膿瘍との鑑別が問題となる
  - ➡画像のみでの判断が難しい場合も多く，臨床症状や経過と合わせて判断する

3) 他モダリティで診断困難な症例
- 大腸ファイバー，US，CT で異常がないものの臨床的に再発を強く疑う場合（標的臓器を絞る必要あり）

4) 骨転移の評価
- CT，骨シンチグラフィなどで描出されない骨転移も存在する
- 各種検査で否定的でも，頑固な腰痛など骨転移を疑う所見があれば MRI を施行する

● 文献

1) 日本医学放射線学会，日本放射線科専門医会・医会（編）：画像診断ガイドライン 2013 年版．pp250-251, 312-315, 金原出版，2013
2) 早川克己，他：第 6 章 大腸癌．癌の術後画像診断―合併症と局所再発のチェックポイント．画像診断 2013；33：s76-s118

(高木康伸)

H PET 検査

- CT も同時に撮影した PET-CT での診断が推奨される
- コストが高く，施行できる施設も少ないため，全例で術前や経過観察に行うべき検査ではない

1 術前検査：推奨グレード C1[1]

　大腸癌の原発巣については，正常消化管への集積との鑑別が難しい．

1）転移検索
- 一般的にはまず造影 CT が施行される
- PET-CT が有用であるケースは
  ①進行癌で遠隔転移の存在を強く疑うが，CT，MRI で病変を指摘できない場合
  ②リンパ節転移の範囲をより正確に把握したい場合

2 術後検査：推奨グレード C1[1)]

1）局所再発の評価
　仙骨前面などに腫瘍陰影を認めるが，CT，MRI で再発と術後変化の鑑別が困難な症例に用いられる．

2）転移検索
　腫瘍マーカー上昇など臨床的に再発を疑うが，CT，MRI で転移を指摘できない場合（リンパ節転移，腹膜播種など）に有用である．

◆ PET の限界，問題点

- 空間分解能が低い
- 偽陰性を生じることがある（小病変，放射線・化学療法後早期）
- 偽陽性を生じることがある（術後の炎症合併例）
- 施行できる施設が限定される．高コスト

　最後に，術後画像診断のフローチャートを図に示す．

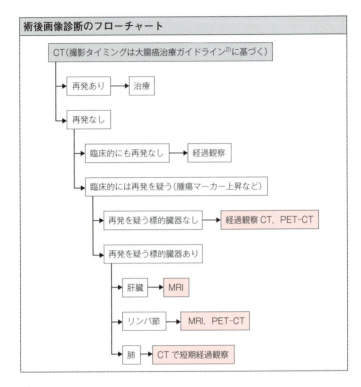

● 文献
1) 日本医学放射線学会, 日本放射線科専門医会・医会(編):画像診断ガイドライン 2013 年版. pp312-315, 金原出版, 2013
2) 大腸癌研究会(編):大腸癌治療ガイドライン 医師用 2014 年版. 金原出版, 2014

(高木康伸)

5 病理学的分類

1 大腸癌の肉眼型分類

　基本的には，表在型(0型)，隆起腫瘤型(1型)，潰瘍限局型(2型)，潰瘍浸潤型(3型)，びまん浸潤型(4型)，分類不能(5型)に分類される．0型は早期癌に相当し，1〜5型は進行癌に相当する．

　表在型は，さらに隆起型(0-I型)，表面隆起型(0-IIa型)，表面平坦型(0-IIb型)，表面陥凹型(0-IIc型)に分けられ，0-I型はさらに隆起形態から有茎性(0-Ip型)，亜有茎性(0-Isp型)，無茎性(0-Is型)に分類される．

2 大腸癌の壁深達度と早期癌の定義

　大腸癌の深達度は，粘膜内癌(M)，粘膜下層浸潤(SM)，固有筋層浸潤(MP)，漿膜下層浸潤(SS)，漿膜浸潤(SE)もしくは漿膜のない直腸は外膜浸潤(A)に深達度分類されている．このなかで，リンパ節転移の有無にかかわらず癌の浸潤がM〜SMにとどまるものを早期癌と定義する．

3 大腸癌の組織型

1) 悪性上皮性腫瘍

①腺癌(adenocarcinoma)

- **乳頭腺癌(pap)**：細い間質を軸に乳頭状に増殖する癌．しばしば隆起性病変を形成する．肝転移や脈管侵襲の頻度が高い組織型との報告もある．
- **管状腺癌〔-高分化(tub1)，-中分化(tub2)〕**：大腸癌の組織型の頻度として80〜90％程度を占める腺管形成性の癌．形成する腺管の構造異型によって分化度を決定するが，主観的な要素を含む．篩状構造や癒合腺管などは中分化に分類される．
- **低分化腺癌〔-充実型(por1)，-非充実型(por2)〕**：腺管形成がきわめて不良ないしはみられない癌．粘液の証明など腺の分化傾向をかろうじて確認できる．
- **粘液癌(muc)**：浸潤癌でみられる組織型で，管状腺癌に次いで頻度が高い．癌細胞が産生する豊富な粘液が間質に逸脱して粘液結節を形成する．浮遊する癌細胞は，腺管や小集塊を形成したり，

時に印環細胞が浮遊することもある．
- **印環細胞癌(sig)**：大腸癌ではきわめて少ない．細胞質に粘液を貯めて核の偏在した印環細胞から成る．胃癌の印環細胞癌と類似する．
- **髄様癌(medullary carcinoma)**：リンパ球浸潤の高度な間質を背景に，充実性あるいはシート状に増殖する低分化腺癌から成る組織型．上皮内リンパ球浸潤も目立つ．以前は，充実型の低分化腺癌に分類されていた．

②**腺扁平上皮癌〔adenosquamous carcinoma(asc)〕**

病変内に腺癌と扁平上皮癌とが併存する組織型．明確な基準はないが，両成分がそれぞれ30％以上を占める必要がある．扁平上皮の分化傾向についてはCK5/6やp63，p40の発現によって確認できる．

③**扁平上皮癌〔squamous cell carcinoma(scc)〕**

主に肛門管に発生する．ヒトパピローマウイルス(HPV)と関連する頻度も高く，関連する癌は相対的に予後がよいとされる．免疫組織学的にはp16の発現がHPV関連病変の指標となる．大腸粘膜に発生することはきわめてまれである．

④**その他(miscellaneous histological types of epithelial malignant tumors)**

上記の癌腫に分類できないもので，きわめてまれである．
- **α-フェトプロテイン(AFP)産生腺癌**：胎児性蛋白のα-フェトプロテインを産生し，特殊な形態を示す腺癌．免疫組織学的にAFP陽性を示す．静脈侵襲や肝転移をきたしやすいとされる．
- **絨毛癌**：きわめてまれである．絨毛性腫瘍の形態を示す．塩基性胞体を有する細胞性栄養膜細胞と，Langhans型巨細胞に類似した合胞体栄養膜細胞への分化像がみられ，ヒト絨毛性ゴナドトロピン(hCG)が陽性である．
- **未分化癌**：構造ならびに細胞分化が特定できない癌腫．サイトケラチンの発現も低下することがある．

2) 内分泌細胞腫瘍(endocrine cell tumor)

内分泌細胞の形質を有する腫瘍の総称で，WHO分類(2010年)にてneuroendocrine tumorとして分類された．免疫組織学的には神経内分泌マーカーとしてシナプトフィジン，クロモグラニンA，

CD56のすべてもしくはいずれかが陽性となる.

①**カルチノイド腫瘍(carcinoid tumor)**

WHO分類におけるneuroendocrine tumor(NET G1,G2)に相当する.腸管では,十二指腸,直腸,虫垂,回腸にみられ,特に直腸に発生する頻度が高い.ペプチドホルモンやヒスタミンなどの活性アミンの産生を確認できる場合がある.WHO分類では核分裂像やKi67標識率によって,転移の危険性のまれなGrade 1(G1)と転移の危険性のあるGrade 2(G2)に亜分類される.G1とG2は細胞異型,核分裂像〔10 HPF(対物レンズ40倍,接眼レンズ10倍の400倍視野×10視野)における核分裂像数の総和.ただし,接眼レンズの視野数(見える範囲)により数値の補正あり.HPFはhigh-power field(高倍視野)の略〕,Ki67(MIB-1抗体)標識率で分類する.

虫垂にみられるgoblet cell carcinoid, signet-rig cell carcinoidは通常のカルチノイドとはやや組織像が異なり,これらは内分泌細胞へ分化しているものの,腺癌としての特徴のほうが優位といわれている.

②**内分泌細胞癌(endocrine cell carcinoma)**

内分泌細胞へ分化した高度悪性腫瘍で,WHO分類におけるneuroendocrine carcinoma(NEC)にほぼ同義.WHO分類では核分裂像が20個以上/10 HPF,Ki67標識率が20%を超えるものと定義される.

◆ **神経内分泌腫瘍の病理組織学的分化度**

	細胞異型	核分裂像	Ki67(MIB-1)標識率
NET G1	軽度	<2/10 HPF	≦2%
NET G2	核の大小不同	2~20/10 HPF	3~20%
NEC	核小体の明瞭化	>20/10 HPF	>20%

3) 悪性黒色腫(malignant melanoma)

肛門管悪性腫瘍の1~3%程度を占める.腫瘍細胞は紡錘形細胞から上皮様,形質細胞様,組織球様などさまざまな細胞形態をとり,メラニンの産生を伴い黒色を呈するものや,メラニン産生の目立たないamelanoticなものまでがあり多彩性を示す.免疫組織学的に,HMB-45, melanA, S-100蛋白が陽性を示す.

4) 乳房外パジェット病(extramammary Paget's disease)

肛門周囲皮膚および性器周囲などに好発し,しばしば肛門管に及ぶ.大型核と淡明で豊富な胞体をもつ腫瘍細胞(Paget 細胞)が扁平上皮内に増殖,進展する.肛門周囲皮膚扁平上皮に pagetoid な進展を示す直腸癌や肛門癌との鑑別が問題となる.

5) 非上皮性腫瘍
①消化管間質腫瘍(gastrointestinal stromal tumor: GIST)

腸管では,小腸と直腸に多く発生する.主として KIT 陽性を示す紡錘形細胞からなる間葉系腫瘍である.KIT(CD117),DOC-1,CD34 などが陽性を示す.遺伝子検索では,*c-Kit* 遺伝子もしくは *PDGFRα* 遺伝子に機能獲得性突然変異を示す(exon 11 が高頻度).腫瘍の最大径,核分裂指数〔Mitotic Index:MI,50 HPF(対物 40 倍)における核分裂像数〕や Ki67 標識率などで悪性度,転移リスクを規定する.

◆ 小腸 GIST の転移リスク分類(Miettinen の分類)

腫瘍径(cm)	T1:X≦2	T2:2<X≦5	T3:5<X≦10	T4:10<X
MI:≦5/50 HPF	超低リスク	低リスク	中間リスク	高リスク
MI:>5/50 HPF	高リスク	高リスク	高リスク	高リスク

②平滑筋腫(myogenic tumor)

粘膜筋板または固有筋層から発生する腫瘍.腫瘍細胞は α-smooth muscle actin(α-SMA),デスミンなどの筋原性マーカーが陽性を示し,KIT が陰性である.GIST の概念が確立して以降は,その頻度はきわめて低いことがわかってきた.

③神経性腫瘍(neurogenic tumor)

まれではあるが,神経鞘腫,神経線維腫があり,von Recklinghausen 病では腸管に多発することがある.腫瘍の辺縁にリンパ組織 lymphoid cuff の出現をみるのが特徴.腫瘍細胞は S-100 蛋白が陽性を示す.

6) 悪性リンパ腫

腸管にみられるリンパ腫には原発性(節外性)と全身性リンパ腫に続発したリンパ腫がある.節外性リンパ腫の 20~30% 程度は胃と小腸に発生し,大腸ではきわめてまれである.非 Hodgkin リンパ腫の B 細胞性リンパ腫が多い.WHO 分類に沿って,B 細胞性リン

パ腫(MALTリンパ腫,濾胞性リンパ腫,マントル細胞性リンパ腫,びまん性大細胞型リンパ腫,Burkittリンパ腫,その他),T細胞性リンパ腫,およびHodgkinリンパ腫に分類する.

4 大腸癌の病理組織学的な検索事項

1) 内視鏡的切除後に追加治療を検討する事項

粘膜内癌は内視鏡的にポリペクトミー,内視鏡的粘膜切除術(EMR),内視鏡的粘膜下層剝離術(ESD)が行われる.病理組織学的に,以下の因子を含む場合はリンパ節転移や局所に腫瘍残存の可能性があるために,総合的に判断して追加切除を検討する.

①深達度 T1b 以深

sm浸潤距離が1,000 μmを超える場合.ポリープ病変の場合は引き込まれた粘膜筋板の基準線が決定しづらく表層から計測する場合もある.

②簇出

簇出とは浸潤先進部における単個または5個未満の癌胞巣をいう.簇出が最も高度な領域(hot spot)を選択して20×10倍視野で簇出個数をカウントする.簇出のGradeが高度である場合はリンパ節転移の可能性が上がる.

Grade 1:0〜4個
Grade 2:5〜9個
Grade 3:10個以上

③脈管侵襲(ly, v)

リンパ管内(ly),静脈内(v)への腫瘍細胞の侵入をそれぞれly0〜ly3,v0〜v3の4段階で評価する.lyについてはリンパ管内皮に対する抗体(D2-40),vに間質の血管弾性板を黒染するEVG染色を用いると脈管侵襲の認識率が向上するとされる.

④断端

水平断端(hm),垂直断端(vm)についてそれぞれ評価する.分割切除の場合は評価が難しいことがある.また,浸潤部断端付近の粘液成分の存在については,それが粘液の漏出のみなのか,粘液癌の成分なのか慎重に評価する必要がある.

2) 大腸癌取扱い規約[1]における病理検索事項
①間質量
癌組織における線維成分の量によって，

髄様型〔medullary type(med)〕＜中間型〔intermediate type(int)〕＜硬性型〔scirrhous type(sci)〕

に分類される．

②浸潤増殖様式
INFa（膨張型）：肉眼的に膨張性に発育し，周囲組織との境界が明瞭

INFb（中間型）：INFaとINFcの中間

INFc（浸潤型）：肉眼的に周囲に浸潤性発育を示し，周囲組織との境界が不明瞭

③リンパ節構造のない壁外非連続性癌進展病巣（EX）
リンパ節領域にリンパ節構造のない癌胞巣を壁外非連続性癌進展病巣（EX）として取り扱う．EXには，脈管や神経周囲浸潤を介したものと，それ以外の癌巣（tumor nodule：ND）がある．SS以深の癌では，原発巣浸潤部から5 mm以上離れている癌巣をEXとして取り扱う．EXの取り扱いは，リンパ節転移と同様にする．NDのうち，神経周囲侵襲所見を伴う病巣はND(PN＋)，静脈侵襲を伴う病巣はND(V＋)の略語を用いる．

④神経侵襲（PN）
PN0：神経侵襲を認めない

PN1：神経侵襲を認める

　PN1a：腸管壁内のみに存在する

　PN1b：壁外にも存在する

3) その他
①薬物治療，放射線治療の組織学的効果判定
少なくとも病変の中心を通る最大割面で検索して判定することが望ましい．

Grade 0（無効）：癌細胞に治療による変性，壊死を認めない

Grade 1（軽度効果）

　Grade 1a：ごく軽度の効果；癌の1/3未満で変性，壊死がある

　Grade 1b：軽度の効果；癌の1/3以上2/3未満で変性，壊死，融解がある

Grade 2（かなりの効果）：癌の 2/3 以上で著明な変性，壊死，融解，消失がある
Grade 3（著効）：癌全体がすべて壊死に陥っている．もしくは肉芽腫様組織あるいは線維化巣で置換されている．

②大腸生検組織診断分類（Group 分類）

Group X：生検組織診断ができない不適材料
Group 1：正常組織および非腫瘍性病変
Group 2：腫瘍性か非腫瘍性か判断の困難な病変
Group 3：良性腫瘍
Group 4：腫瘍と判定された病変のうち，癌が疑われる病変
Group 5：癌

● 文献

1 ）大腸癌研究会（編）：大腸癌取扱い規約 第 8 版．金原出版，2013

（堀口慎一郎）

6 Stage 分類

大腸癌の進行度を表すために用いられる Stage 分類は,本邦においては「大腸癌取扱い規約」(1977 年に初版)により統一した定義で記述され,5～6 年に1度,取扱い規約の改訂に伴いバージョンアップされている.TNM 分類とも呼ばれるが,臓器ごとに詳細な定義は異なる.

1 T因子

T とは,<u>T</u>umor(腫瘍)の壁深達度のことである.

T0	癌を認めない
Tis	癌が粘膜内(M;<u>M</u>ucosa)にとどまり粘膜下層(SM;<u>S</u>ub<u>m</u>ucosa)に及んでいない(=M)
T1a	癌が SM までにとどまり,浸潤距離が <u>1,000μm 未満</u>(=SM)
T1b	癌が SM までにとどまり,浸潤距離が <u>1,000μm 以上</u>(=SM)
T2	癌が固有筋層(MP;<u>M</u>uscularis <u>P</u>ropria)まで浸潤し,これを越えていない(=MP)
T3	癌が MP を越えて浸潤している(=SS または A)
T4a	癌が漿膜(<u>S</u>erosa)表面に露出している(=SE)
T4b	癌が直接他臓器に浸潤している(=SI または AI)
TX	壁深達度の評価ができない

2 N因子

N とは Lymph <u>N</u>ode(リンパ節)の転移の程度のことである.より遠く,より個数が多く転移していれば数字が上がる.

N0	リンパ節転移を認めない
N1	腸管傍リンパ節と中間リンパ節の転移総数が3個以下
N2	腸管傍リンパ節と中間リンパ節の転移総数が4個以上
N3	主リンパ節に転移を認める.下部直腸(Rb)の癌では側方リンパ節に転移を認める
NX	リンパ節転移の程度が不明である

3 M因子

M とは <u>M</u>etastasis(遠隔転移)のことである.

M0	遠隔転移を認めない
M1a	1臓器に遠隔転移を認める
M1b	2臓器以上に遠隔転移を認める

- M因子は，遠隔転移した臓器の略号を用いてM1a(H2)，M1b(H1, PUL2, LYM)などと書く．
  略号一覧：肝臓(H)，腹膜(P)，肺(PUL)，骨(OSS)，脳(BRA)，骨髄(MAR)，副腎(ADR)，皮膚(SKI)，胸膜(PLE)，領域外リンパ節(LYM)，その他(OTH)
- 頻度の高い肝転移，肺転移，腹膜転移についてはそれぞれその程度も併せて書く．

①肝転移
HX：肝転移の有無が不明
H0：肝転移を認めない
H1：肝転移巣5個未満かつ最大径が5cm以下
H2：H1, H3のどちらも満たさない肝転移
H3：肝転移巣5個以上かつ最大径が5cmを超える

②肺転移
PULX：肺転移の有無が不明
PUL0：肺転移を認めない
PUL1：肺転移が2個以下，または片側に3個以上
PUL2：肺転移が両側に3個以上，または癌性リンパ管炎，癌性胸膜炎，肺門部，縦隔リンパ節転移を認める

③腹膜転移
PX：腹膜転移の有無が不明
P0：腹膜転移を認めない
P1：近接腹膜にのみ播種性転移を認める
P2：遠隔腹膜に少数の播種性転移を認める
P3：遠隔腹膜に多数の播種性転移を認める

(注)卵巣転移はP2とし，腹水細胞診で癌細胞を認めたらCy1とする．
また，腹膜転移の「近接腹膜」や「少数」「多数」には明確な定義はない．

4 本邦の Stage 分類

T \ N	M0			M1
	N0	N1	N2/N3	N すべて
Tis	0			
T1a・T1b	Ⅰ	Ⅲa	Ⅲb	Ⅳ
T2	Ⅰ			
T3	Ⅱ			
T4a	Ⅱ			
T4b	Ⅱ			

〔大腸癌研究会(編):大腸癌取扱い規約 第8版.p17,金原出版,2013より一部改変〕

これだけを見ると複雑だが,暗記のために
①遠隔転移がある(=M1)と,TとNが何であってもStage Ⅳ
②リンパ節転移がある(=N1, 2, 3)と,Stage ⅢaかⅢb
③遠隔転移もリンパ節転移もない(=N0かつM0)と,あとはT次第だがStageは0かⅠかⅡ
とまとめられる.

 注意すべき点は,世界各国で用いられているStage分類は本邦のものとは異なる国際対がん連合(UICC)のガイドラインに基づいた分類であり,国際学会などではそれに合わせてStage表記を書き換えなければならない点である.なお,大まかな流れではUICCのガイドライン方式に本邦の規約が徐々に近似してきており,医療の国際化を鑑みた際に近未来には統一されるものと予想される.

● 文献
1) 大腸癌研究会(編):大腸癌取扱い規約 第8版.金原出版,2013

(中山祐次郎)

7 予後因子

 本邦において現在悪性新生物による死亡率が第1位となり，そのなかで大腸癌の年齢調整死亡率は男性で第4位，女性で第1位と増加している．その死亡原因の多くは術後の遠隔転移，局所再発によるものである．そのため生存率改善には再発高危険群の選別，つまりは予後因子の解析が重要である．

1 病理学的進行度

「大腸癌治療ガイドライン 医師用 2014年版」[1]によるStage別5年生存率，累積再発出現率を次頁の表に示す．

Stageの進行に伴いその予後は不良である．つまりはその構成因子であるT(壁深達度)，N(リンパ節転移)，M(遠隔転移)は予後因子である．

1) 腫瘍の壁深達度(T)

壁深達度が深くなるにつれて脈管侵襲や神経周囲浸潤の可能性が高くなり，転移を引き起こしやすくなると考えられる．また漿膜浸潤をきたせば腹膜播種の可能性も高くなる．他臓器浸潤をきたせば局所再発の原因ともなりうる．

2) リンパ節転移(N)

リンパ節転移個数の増加に伴い，予後不良になることは明らかである．

3) 遠隔転移(M)

大腸癌においては遠隔転移があっても切除により予後が改善することは示されているが，切除不能遠隔転移も多く予後不良である．

◆ 部位別累積 5 年生存率（下段：症例数）

Stage	0	I	II	IIIa	IIIb	IV	全 Stage
結腸 (C〜S)	93.0% 506	92.3% 1,798	85.4% 2,681	80.4% 1,870	63.8% 877	19.9% 1,677	72.8% 9,409
直腸 S 状部 (RS)	89.4% 54	91.5% 366	84.8% 539	78.0% 473	60.0% 175	19.8% 322	71.6% 1,929
直腸 (Ra・Rb)	97.6% 209	90.6% 1,074	83.1% 950	73.0% 944	53.5% 505	14.8% 561	71.3% 4,243

（大腸癌研究会・全国登録　2000〜2004 年症例）

Stage 分類は「大腸癌取扱い規約 第 6 版」によった．
全死亡をイベントとして生命表法で算出した．
5 年以内の打ち切り率＝20.5%（3,208/15,667）
〔大腸癌研究会（編）：大腸癌治療ガイドライン 医師用 2014 版．p69．金原出版，2014 より抜粋〕

◆ 大腸癌治癒切除後の Stage 別再発率と術後経過年数別累積再発出現率

Stage （症例数）	再発率 （再発症例数）	術後経過年数別 累積再発出現率 （累積再発症例数）			術後 5 年を超えて出現する 再発例が全体に占める割合 （症例数）
		3 年	4 年	5 年	
I (1,367)	3.7% (51)	68.6% (35)	82.4% (42)	96.1% (49)	0.15% (2)
II (1,912)	13.3% (255)	76.9% (196)	88.2% (225)	92.9% (237)	0.94% (18)
III (1,951)	30.8% (600)	87.0% (522)	93.8% (563)	97.8% (587)	0.67% (13)
全体 (5,230)	17.3% (753)	83.2% (753)	91.6% (830)	96.4% (873)	0.63% (33)

（大腸癌研究会プロジェクト研究　1991〜1996 年症例）
〔大腸癌研究会（編）：大腸癌治療ガイドライン 医師用 2014 版．p70．金原出版，2014 より〕

2 臨床病理学的因子

Stage Ⅱ結腸癌の予後不良因子として，米国臨床腫瘍学会(ASCO)[2]，欧州臨床腫瘍学会(ESMO)[3]ガイドラインからの報告を示す．

◆ Stage Ⅱ結腸癌の予後不良因子

ASCO	ESMO
壁深達度 T4(SE)	壁深達度 T4(SE)
リンパ節検索個数 13 個未満	リンパ節検索個数 12 個未満
低分化腺癌	低分化腺癌
脈管侵襲	脈管侵襲
傍神経浸潤	傍神経浸潤
腫瘍の穿孔	腫瘍の穿孔
大腸癌による腸閉塞	大腸癌による腸閉塞
	CEA/CA19-9 高値

1）リンパ節検索個数
リンパ節郭清個数と予後との関連については多くの報告がある．リンパ節郭清個数が多いほどリンパ節転移の有無を正確に診断でき，正しいステージングが可能となる．

2）低分化腺癌
大腸癌では高分化腺癌，中分化腺癌が多くを占めるが，低分化腺癌，粘液癌，印環細胞癌では予後不良である．

3）脈管侵襲
リンパ管侵襲や静脈侵襲は転移形成に関連しており，その存在は予後不良である．

4）傍神経浸潤（perineural invasion：PNI）
傍神経浸潤は腫瘍の悪性度や Stage に関連し，予後不良因子であることが報告されている．

5）その他
その他 CEA，CA19-9 高値，外科的剥離断端（circumferential resection margin：CRM）陽性，直腸癌における壁外浸潤距離，腫瘍簇出（tumor budding）なども予後因子として報告されている．

6）分子生物学的マーカー
マイクロサテライト不安定性（MSI），18q のヘテロ接合性の消失（loss of heterozygosity）などが報告されている．

● **文献**

1) 大腸癌研究会(編):大腸癌治療ガイドライン 医師用 2014年版. 金原出版, 2014
2) Benson AB 3rd, et al : American Society of Clinical Oncology recommendations on adjuvant chemotherapy for stage Ⅱ colon cancer. J Clin Oncol 2004 ; 22 : 3408-3419
3) Labianca R, et al : Primary colon cancer : ESMO Clinical Practice Guidelines for diagnosis, adjuvant treatment and follow-up. Ann Oncol 2010 ; 21 (Suppl 5) : v70-77

〔松本　寛〕

8 治療

A 治療方針

Stage ごとの治療方針をフローチャートで示す[1].

1 Stage 0～Stage Ⅲ大腸癌の治療方針

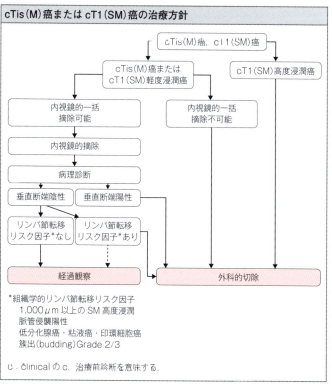

〔大腸癌研究会(編):大腸癌治療ガイドライン 医師用 2014 年版. p12, 金原出版, 2014 をもとに作成〕

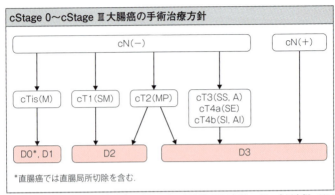

〔大腸癌研究会(編):大腸癌治療ガイドライン 医師用 2014年版. p15, 金原出版, 2014より〕

2 Stage Ⅳ大腸癌の治療方針

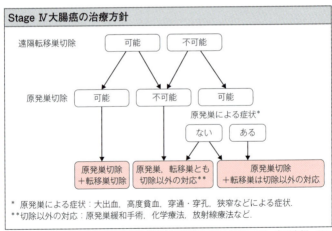

* 原発巣による症状:大出血, 高度貧血, 穿通・穿孔, 狭窄などによる症状.
**切除以外の対応:原発巣緩和手術, 化学療法, 放射線療法など.

〔大腸癌研究会(編):大腸癌治療ガイドライン 医師用 2014年版. p18, 金原出版, 2014より一部改変〕

● 文献
1) 大腸癌研究会(編):大腸癌治療ガイドライン 医師用 2014年版. 金原出版, 2014

(中野大輔)

B 内視鏡治療

- 内視鏡的に大腸癌病巣部を切除し，切除組織を回収する方法
- 切除標本の組織学的検索によって根治性と外科的追加腸切除の必要性を判定
- 治療適応や治療法の選択には腫瘍の大きさ，予測深達度，肉眼型を加味する

1 適応

◆ 大腸癌治療における内視鏡治療の適応

原則：リンパ節転移の可能性がきわめて低く，腫瘍が一括切除できる大きさと部位に存在する

適応基準
①粘膜内癌（M 癌），粘膜下層への軽度浸潤癌（SM1 癌）
②大きさは問わない
③肉眼型は問わない

2 方法

1) ポリペクトミー（polypectomy）

スネアで病変の茎部を絞扼し高周波電流を用いて焼灼切除する方法．これに対して高周波を用いずにスネア絞扼のみで切除する場合を cold polypectomy という．主に隆起性病変に対して用いられる．

2) 内視鏡的粘膜切除術（endoscopic mucosal resection：EMR）

生理食塩液あるいはヒアルロン酸液などを腫瘍の粘膜下層に局注し病巣を挙上させ，スネアで病変を絞扼し高周波電流を用いて焼灼切除する方法．主に表面型腫瘍や無茎性病変に用いられる．

3) 内視鏡的粘膜下層剥離術（endoscopic submucosal dissection：ESD）

生理食塩液あるいはヒアルロン酸液などを腫瘍の粘膜下層に局注し病巣を挙上させ，ESD 専用のナイフと高周波装置を用いて病変周囲を切開し，粘膜下層を剥離する方法．主に EMR で一括切除が困難な病変に対して行われる．

4) precutting EMR

ESD専用ナイフあるいはスネア先端を用いて病変周囲切開後,粘膜下層の剥離を全く行わずにスネアリングを施行する手技.通常のEMRではスネアリングが困難な場合に用いる.

5) hybrid ESD

ESD専用ナイフあるいはスネア先端を用いて病変周囲切開後,粘膜下層の剥離操作を行い,最終的にスネアリングを施行する手技.

6) ホットバイオプシー

鉗子で病変を把持し,高周波電流を用いて焼灼切除する方法.内視鏡治療後の粘膜内遺残病変などに対して用いられる.

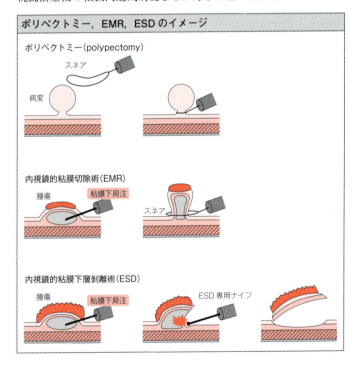

ポリペクトミー,EMR,ESDのイメージ

3 治療に際しての注意点

- 十分なインフォームド・コンセントのもとで行う

- 全身状態不良例や併存疾患を有する例，超高齢者などでは，内視鏡治療に伴う偶発症をきたす頻度が高い．平均余命や併存疾患，全身状態を考慮し，治療によって期待されるメリットが偶発症のリスクを上回る場合にのみ，内視鏡治療を行う
- 病理の再構築が困難となるような多分割切除では組織評価が困難となり，局所遺残再発の頻度が高くなるため，可能な限り一括切除が望ましい
- 分割切除を行う際には癌部を分割しないよう計画的に切除する

4 前処置：腸管洗浄(4章 D「下部消化管内視鏡検査」参照, p22)

- 安全かつ確実な内視鏡治療を行うためには十分な前処置を行う必要がある．治療開始時間に合わせて前処置の開始時間を調整するとよい
- Golytely 法またはクエン酸マグネシウム等張液を用いる方法のいずれかで行う
- 検査の場合と異なり治療の際には時間がかかることを想定した準備が必要である

5 治療の準備・確認

- 治療前にルート確保を行い，輸液を開始する
- 治療に長時間(2〜3時間以上)を要する場合には深部静脈血栓症予防の弾性ストッキングを装着
- 治療に長時間(2〜3時間以上)を要する場合には尿道バルーン留置も考慮
- モニタリング(心電図，血圧，酸素飽和度)
- 高周波装置の設定を確認
- 治療時には原則 CO_2 送気を用いる
- 治療に際しては先端フードの装着が有効である
- ESD の場合には原則ウォータージェット機能付きのスコープを用いる

6 前投薬(p24 参照)

- 腸管蠕動の抑制のため，治療直前に投与．治療中にも適宜追加投与を行う

- ブスコパン®またはグルカゴンが一般的
- 治療中に迷走神経反射が生じることがあり,予防的な意味合いからも禁忌がない限りブスコパン®を使用することが望ましい

7 鎮痛・鎮静(p24 参照)

- 疼痛や苦痛が想定される場合や治療の所要時間によっては鎮静下で処置を行う
- 呼吸抑制などの発生には十分注意する
- モニタリングは必須
- 緊急回避のための拮抗薬を常備しておく

8 抗血栓薬の取り扱い

- ポリペクトミー,EMR,ESD いずれも出血高危険度の消化器内視鏡と定義されている
- アスピリン,アスピリン以外の抗血小板薬,抗凝固薬を休薬する場合には,処方医に相談し休薬の可否を検討する
- 患者本人に治療の必要性・利益と休薬による不利益を説明し,明確な同意を得る

◆ 抗血小板薬・抗凝固薬の休薬(単独投与の場合)

アスピリン	休薬不要 または 3~5 日休薬
チエノピリジン	**ASA or CLZ 置換** または 5~7 日休薬
チエノピリジン系以外の抗血小板薬	1 日休薬
ワルファリン	**ヘパリン置換***
ダビガトラン	**ヘパリン置換***

(太字は血栓症高危険群)
ASA:アスピリン,CLZ:シロスタゾール(プレタール®)
チエノピリジン:パナルジン®,プラビックス®など
チエノピリジン系以外の抗血小板薬:プレタール®,エパデール,オパルモン®,ペルサンチン®など

*ヘパリン置換:静注用未分画ヘパリン 10,000~20,000 単位持続静注,または皮下注用未分画ヘパリン 10,000~15,000 単位の 12 時間ごと皮下注.静注の場合は治療前 3 時間までに中止,皮下注では治療前 6 時間までに中止.治療後止血が確認されたのちにヘパリンを再開.

◆ 抗血小板薬・抗凝固薬の休薬(2剤併用の場合)

アスピリン	チエノピリジン	チエノピリジン系以外の抗血小板薬	ワルファリン ダビガトラン
休薬不要 or CLZ 置換	5～7日休薬		
休薬不要 or CLZ 置換		1日休薬	
休薬不要 or CLZ 置換			ヘパリン置換
	ASA or CLZ 置換	1日休薬	
	ASA or CLZ 置換		ヘパリン置換
		CLZ 置換/1日休薬	ヘパリン置換

ASA:アスピリン,CLZ:シロスタゾール(プレタール®)

◆ 抗血小板薬・抗凝固薬の休薬(3剤併用の場合)

アスピリン	チエノピリジン	チエノピリジン系以外の抗血小板薬	ワルファリン ダビガトラン
休薬不要 or CLZ 置換	5～7日休薬		ヘパリン置換
休薬不要 or CLZ 置換		1日休薬	ヘパリン置換
	ASA or CLZ 置換	1日休薬	ヘパリン置換

ASA:アスピリン,CLZ:シロスタゾール(プレタール®)

9 偶発症

1) 出血

- 治療中または治療後(後出血)に生じる.後出血は術後1週間以内(特に3日以内)が多いが,10日前後までは起こりうる
- 後出血は EMR で 1.4～1.7%,ESD で 1.5～2.8% と報告されている
- 多くの場合,クリッピングや凝固止血などの内視鏡的処置により止血可能
- 輸血や外科的な処置を要する場合もある
- 大型病変や抗血栓療法中の症例などにおいて,術後の予防的クリッピングはある程度有効とされる

2) 穿孔

- 大腸は胃に比べ壁が薄く,治療時の穿孔リスクが高い
- 穿孔に備えて治療に際しては CO_2 送気を使用する
- 穿孔をきたした場合,可能な限りクリッピングによる縫縮を試みる.完全縫縮ができれば,抗菌薬と絶飲食により手術を回避でき

る可能性が高い．不完全縫縮の場合はすみやかに手術を選択
- 外科医と密に連携をとり総合的に手術適応を判断する
- 治療後の遅発性穿孔（ESD では 0.1〜0.4%）にも注意が必要
- 治療後に発熱・腹痛などの症状を認めた場合には腸管穿孔を念頭におく
- 腹部触診にて圧痛や反跳痛など腹膜刺激症状の有無を確認
- 疑わしい場合には CT 検査を積極的に行う

　出血，穿孔以外にも腹部膨満感，腹痛，発熱，嘔気・嘔吐，動悸，脳血管障害などのさまざまな偶発症が起こりうるため，治療後の全身状態の把握は重要である．

10　治療後の安静

- 径 20 mm 以下の EMR であれば外来で施行可能
- 径 20 mm 以上の EMR，ESD は入院での治療が原則
- 高齢者や出血高リスク群では入院治療を検討
- 外来で EMR を行った場合は 30〜60 分の安静ののち，異常がないことを確認してから帰宅させる
- 入院で EMR を行う場合は治療当日の夕方と翌朝に発熱，腹痛，血便がないことを確認し治療翌日の昼から食事を開始
- ESD 後の食事は腹痛，発熱，血便がないことを確認し，翌々日から開始することが望ましい
- EMR は 2 泊 3 日または 3 泊 4 日，ESD は 4 泊 5 日または 5 泊 6 日のパス入院を原則としている

11　内視鏡治療後の追加治療の適応基準

- 垂直断端陽性は外科切除が望ましい
- 以下 4 項目のうちいずれか 1 因子でも陽性の場合，リンパ節郭清を伴う腸切除を考慮
  ① SM 浸潤度 ≥1,000 μm
  ② 脈管侵襲陽性
  ③ 低分化腺癌，印環細胞癌，粘液癌
  ④ 浸潤先進部の簇出（budding）Grade 2/3
- SM 浸潤度 1,000 μm 以上の場合のリンパ節転移率は 12.5% と報

告されている
- 追加腸切除の適応は個々の身体的・社会的背景，患者自身の意思などを総合的に考慮したうえで決定されるべきである
- 特に下部直腸ではストーマ造設の可能性を念頭におき適応を判断する必要がある

内視鏡的摘除後の pT1(SM)癌の治療方針[1]

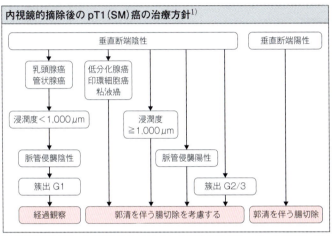

〔大腸癌研究会（編）：大腸癌治療ガイドライン 医師用 2014年版. p49, 金原出版, 2014より〕

12 内視鏡治療後のサーベイランス

- 異時性多発癌の検索として，少なくとも内視鏡治療後3年以内に大腸内視鏡検査を施行
- 分割切除や切除断端不明の場合は治療後6か月を目途に大腸内視鏡検査を施行
- pT1(SM)癌の場合には転移・再発の可能性を念頭におき，大腸内視鏡検査による局所の観察のほか，腫瘍マーカーや腹部超音波，CT検査などによる全身検索を定期的に行う

● 文献

1) 大腸癌研究会（編）：大腸癌治療ガイドライン 医師用 2014年版. pp48-49, 金原出版, 2014
2) 田中信治, 他：大腸ESD/EMRガイドライン. Gastroenterological Endos-

copy 2014；56：1598-1617
3）小原勝敏，他：内視鏡診療における鎮静に関するガイドライン．Gastroenterological Endoscopy 2013；55：3822-3847
4）藤本一眞，他：抗血栓薬服用者に対する消化器内視鏡診療ガイドライン．Gastroenterological Endoscopy 2012；54：2073-2102

（田畑拓久）

C 外科治療

❶ 大腸癌の進行度とリンパ節郭清

　本邦の大腸癌手術の特徴は十分なリンパ節郭清と，臨床解剖，特にその膜を意識した精緻な手術である．リンパ節郭清の範囲は術前，および術中の深達度およびリンパ節転移の有無で決定する．

1 リンパ節分類

「大腸癌取扱い規約 第8版」[1]では腸管傍リンパ節，中間リンパ節，主リンパ節に分類されている．

リンパ節分類

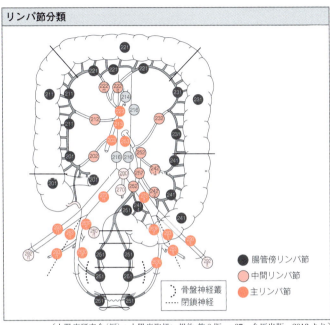

〔大腸癌研究会(編):大腸癌取扱い規約 第8版. p37, 金原出版, 2013 より〕

2 リンパ節転移頻度

深達度が進むにつれ，所属リンパ節転移の頻度が高くなる．

◆ 深達度別リンパ節転移頻度[2]

		例数	リンパ節転移(組織学的)				
			N0	N1	N2	N3	N4
全部位 (C〜P)	T1(SM)	3,151	90.7%	7.3%	1.9%	0.0%	0.1%
	T2(MP)	3,590	77.3%	17.4%	4.2%	0.9%	0.3%
	T3(SS/A)	11,272	54.6%	29.9%	12.0%	2.3%	1.2%
	T4a(SE)	6,102	35.9%	34.4%	20.2%	5.7%	3.8%
	T4b(SI/AI)	1,502	43.0%	27.6%	16.4%	6.7%	6.3%
	total	25,617	57.1%	26.3%	11.9%	2.9%	1.9%

(大腸癌研究会・全国登録 2000〜2004年症例)
深達度, リンパ節転移度は「大腸癌取扱い規約 第6版」によった．
〔大腸癌研究会(編):大腸癌治療ガイドライン 医師用 2014年版. p68, 金原出版, 2014 より抜粋〕

3 リンパ節郭清

- リンパ節郭清の範囲は術前,術中の深達度およびリンパ節転移の有無で決定する
- 主幹動脈に沿った中枢側への郭清と,腸管に沿った横方向への郭清を確実に行う
- 腸管傍リンパ節までの郭清を D1,腸管傍リンパ節および中間リンパ節までの郭清を D2,主リンパ節を含む領域リンパ節の郭清を D3 と分類する

リンパ節郭清

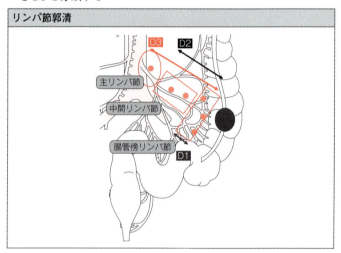

1) 中枢側郭清

- 術前診断にてリンパ節転移が疑われた場合は,深達度にかかわらず D3 郭清を行う
- 術前診断にてリンパ節転移を認めない場合は,深達度に応じた郭清を行う
- T2(MP)癌の術前診断は時に難しいこともあり,T1(SM)癌と鑑別ができないような症例では D2 郭清,T3(SS,A)癌と鑑別が困難な症例では D3 郭清を行うのがよいと考えられる

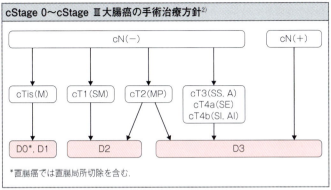

〔大腸癌研究会(編):大腸癌治療ガイドライン 医師用 2014年版.p15,金原出版,2014 より一部改変〕

2) 横方向郭清

- 結腸癌では原則として腫瘍から口側,肛門側それぞれ10 cmの腸管切除(郭清)を行う
- 実際には腫瘍と支配動脈の関係で切除長を決定する

結腸の腸管傍リンパ節[1]

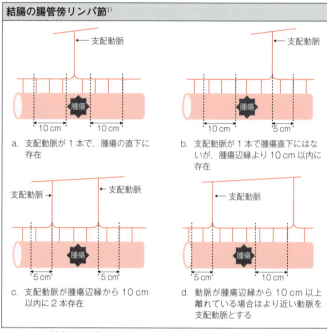

a. 支配動脈が1本で，腫瘍の直下に存在
b. 支配動脈が1本で腫瘍直下にはないが，腫瘍辺縁より10 cm以内に存在
c. 支配動脈が腫瘍辺縁から10 cm以内に2本存在
d. 動脈が腫瘍辺縁から10 cm以上離れている場合はより近い動脈を支配動脈とする

〔大腸癌研究会（編）：大腸癌取扱い規約 第8版．p13，金原出版，2013より〕

● 文献
1) 大腸癌研究会（編）：大腸癌取扱い規約 第8版．金原出版，2013
2) 大腸癌研究会（編）：大腸癌治療ガイドライン 医師用 2014年版．金原出版，2014

（松本 寛）

❷ 開腹手術と腹腔鏡手術

　腹腔鏡下大腸手術が急速に普及しているが，現在の大腸癌外科治療においては開腹手術が標準治療であり，腹腔鏡手術はオプションの1つである．そのため施設間で，その適応には大きな違いが存在する．

　当院では，他臓器浸潤を伴うような局所高度進行大腸癌においては開腹手術を第1選択としている．

　以下，腹腔鏡手術について概説する．

1 腹腔鏡手術適応

「大腸癌治療ガイドライン 医師用 2014年版」[1]によると,「癌の部位や進行度などの腫瘍側要因および肥満,開腹歴などの患者側要因だけでなく,術者の経験,技量を考慮して決定する」と記載されている.

重要なことは,「術者の経験,技量」とあるように,手術手技の難易度が高いため,低侵襲だからといって安易に腹腔鏡手術を選択することは避けるべきである.

◆ 腹腔鏡手術適応

大腸癌治療ガイドライン 医師用 2014年版	技術認定取得者のための内視鏡外科診療ガイドライン 2014年版
腹腔鏡下のD3郭清は難度が高いので,cStage Ⅱ~cStage Ⅲに対しては個々の手術チームの習熟度を十分に考慮して適応を決定する.また,横行結腸癌,高度肥満例,高度癒着例も高難度であることに留意する.	盲腸,上行結腸,S状結腸および直腸S状部の癌はcStageにかかわらず適応となる.横行結腸,下行結腸の場合は,術者の習熟度に応じて慎重に適応を決定する.

2 体位,ポート挿入部位

1)右側結腸癌手術

右側結腸癌の腹腔鏡手術では,体位を仰臥位としている.手術中は左低位とするため,体幹をマジックベッドで固定している.

ポート挿入部位は次図のように5ポートとしている.数字はポートのサイズを示す.

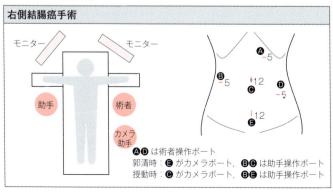

右側結腸癌手術

Ⓐ Ⓓ は術者操作ポート
郭清時:Ⓔ がカメラポート,Ⓑ Ⓒ は助手操作ポート
授動時:Ⓒ がカメラポート,Ⓑ Ⓔ は助手操作ポート

2) 左側結腸癌手術

　左側結腸癌の腹腔鏡手術では，体位を砕石位としている．手術中は小腸を排除し，視野を確保するために頭低位，右下位とするため，体幹をマジックベッドでしっかりと固定している．

　ポート挿入部位は次図のように5ポートとしている．数字はポートのサイズを示す．

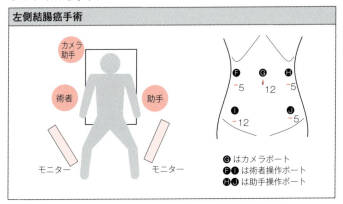

3 利点と欠点

- 開腹手術と比較すると手術創が小さいため，術後の創痛が少なく，回復も早い
- 腹腔鏡手術の1番の利点は拡大視効果である．開腹手術では得られなかったような血管，神経などの外科解剖が鮮明に画像に映し出されることにより，出血の少ない，精密な手術が可能である．それは腹腔鏡手術の欠点である，触覚(組織の拍動，硬さ)の欠落を補うにも十分なほどである

◆ 腹腔鏡手術の利点と欠点

利点	欠点
手術創が小さく疼痛が軽度	触診ができない
整容的に優れている	技術的に困難なことがある
術後回復が早い	手術時間が長い
在院日数が短い	手術機材の費用が高い
拡大視効果	立体的把握ができない
手術を反復して閲覧可能(教育に有利)	

文献

1) 大腸癌研究会(編):大腸癌治療ガイドライン 医師用 2014年版. 金原出版, 2014

(松本 寛)

❸ 結腸癌手術

結腸癌手術は,支配血管の処理とリンパ節郭清・腸管授動切除・吻合の3要素から成る.

1 支配血管の処理とリンパ節郭清

右側結腸切除では支配動脈根部周囲の上腸間膜静脈前面(surgical trunk)を郭清することでD3郭清としている. また, 左結腸動脈(LCA)温存S状結腸切除D3郭清を図示する.

領域リンパ節と郭清度

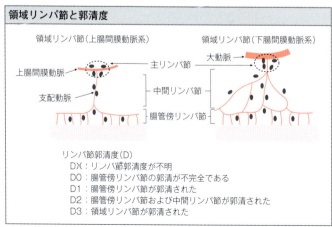

〔大腸癌研究会(編):大腸癌取扱い規約 第8版. p12, 金原出版, 2013より一部改変〕

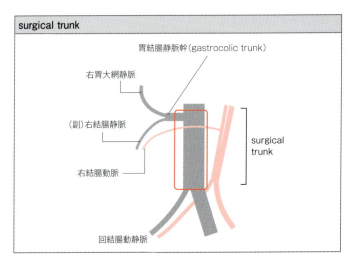

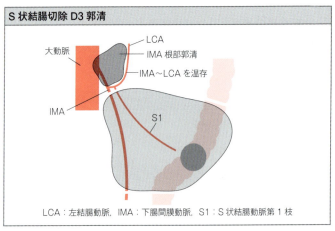

2 腸管授動切除

術式と処理する血管を図示する．

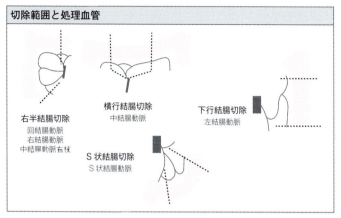

切除範囲と処理血管

右半結腸切除
回結腸動脈
右結腸動脈
中結腸動脈右枝

横行結腸切除
中結腸動脈

S状結腸切除
S状結腸動脈

下行結腸切除
左結腸動脈

　盲腸から上行結腸，下行結腸から近位S状結腸は後腹膜に固定されており，剝離授動を要する．正しい層での剝離により，尿管・性腺血管などの損傷や出血，局所再発を防ぐことにつながる．

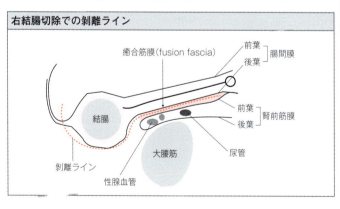

右結腸切除での剝離ライン

3 吻合

腸管吻合は器械による機能的端々吻合（functional end-to-end anastomosis）か，手縫いの端々吻合を行う．

● 文献
1）大腸癌研究会（編）：大腸癌取扱い規約 第8版．金原出版，2013

(中野大輔)

❹ 直腸癌手術

1 直腸癌手術の特徴

直腸は狭い骨盤内に位置し，視野確保が難しく，手術操作が困難で十分なサージカルマージンは確保しにくい．そのため骨盤内（局所）再発の危険性が高くなる．また直腸癌手術では，直腸間膜と骨盤内自律神経が密着しているため，術後排尿機能，性機能への影響も危惧される．

直腸癌手術における重要ポイントとして，①リンパ節郭清（側方郭清），②直腸間膜全切除（total mesorectal excision：TME），③自律神経温存，④術式選択（括約筋温存か否か）が挙げられる．

2 リンパ節郭清

1）上方向リンパ節郭清

進行癌に対するD3郭清では，主リンパ節である下腸間膜動脈周囲（253）リンパ節まで確実に郭清する．

上方向リンパ節郭清

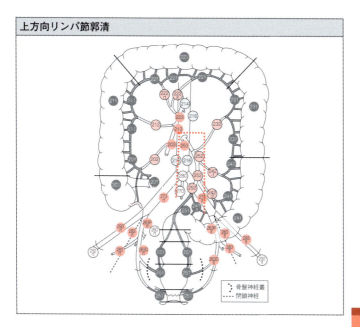

2) 側方リンパ節郭清

進行下部直腸癌症例,あるいは早期直腸癌でも腸管傍リンパ節転移を有する症例では側方郭清の適応となる(詳細は「⑥側方リンパ節郭清」参照⇒ p81).

3 TME(total mesorectal excision)

直腸間膜は直腸の後方に存在し,直腸固有筋膜に包まれている.TME とは,癌の直腸間膜内の肛門側進展を考慮し,肛門挙筋まで直腸固有筋膜を完全切除することである[1].この概念ができるまでの直腸癌手術では,局所再発を 30%以上の割合で認めていた.

TMEの概念図[1]

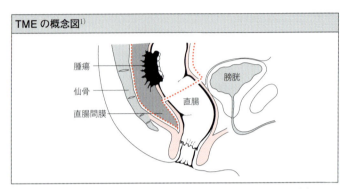

(Heald RJ, et al : The mesorectum in rectal cancer surgery—the clue to pelvic recurrence? Br J Surg 1982 ; 69 : 613-616 より)

現在では進行癌であっても，上部直腸(Ra)なら肛門側へ3 cm，下部直腸(Rb)なら肛門側へ2 cmの範囲を切除すればよいこととなっている(tumor-specific mesorectal excision : TSME).

TSME[2]

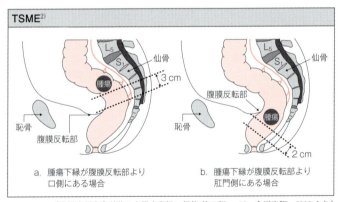

a. 腫瘍下縁が腹膜反転部より口側にある場合
b. 腫瘍下縁が腹膜反転部より肛門側にある場合

〔大腸癌研究会(編)：大腸癌取扱い規約 第8版．p13, 金原出版, 2013より〕

4 自律神経温存

直腸癌手術において自律神経温存は患者の術後QOLに深く関連しており，根治性を損なわず，かつQOLを低下させないような神経温存手技が求められる(詳細は「⑤自律神経温存手術」参照⇒ p77).

5 直腸癌手術術式

直腸癌患者において最も問題となる点は,括約筋温存を行うか否かである.永久ストーマになることで body image を悪化させ,さらには QOL 低下に直結する.

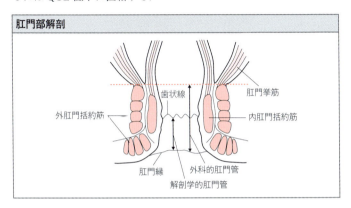

肛門部解剖

1) 低位前方切除術(low anterior resection : LAR)

下部直腸癌であれば,腫瘍下縁から2cmのマージン確保が必要であることから,腫瘍の存在部位が外科的肛門管上縁から2cm以上口側であれば,LARの適応となる.LARにおいて吻合部が歯状線から2cm以内に存在するときは超低位前方切除術(SLAR)と呼ぶ.

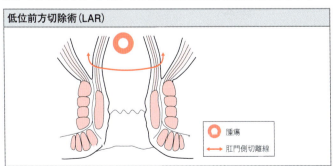

低位前方切除術(LAR)

2) 腹会陰式直腸切断術(abdominoperineal resection : APR)

LARの適応とならないような,肛門管にかかる下部直腸癌では,APRの適応となる.

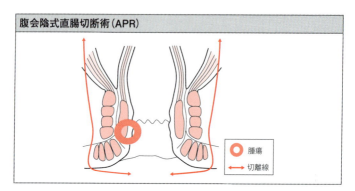

3) 括約筋間直腸切除術(intersphincteric resection：ISR)

「大腸癌取扱い規約」の第8版[2]から記載された，究極の肛門温存手術である．「大腸癌治療ガイドライン 医師用 2014年版」には，その適応には術者の経験・技量を考慮して慎重に決定すべきであると記載されている[3]．現在のところ，肛門管にかかる早期直腸癌が適応になると考えられる．

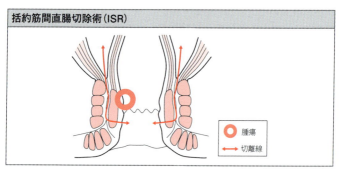

6 放射線治療

欧米では下部直腸癌治療においては術前化学放射線療法が標準治療として行われており，局所再発の抑制効果が示されている．しかし生存期間の延長を示すには至らないこと，さらには術後の排便機能低下および性機能低下の報告がみられること，本邦では側方郭清を伴う根治手術の成績が良好なことから，「大腸癌治療ガイドライ

ン医師用 2014年版」でも放射線療法が標準治療であるとの記載はされていない．

文献
1) Heald RJ, et al : The mesorectum in rectal cancer surgery—the clue to pelvic recurrence? Br J Surg 1982 ; 69 : 613-616
2) 大腸癌研究会(編)：大腸癌取り扱い規約 第8版．金原出版，2013
3) 大腸癌研究会(編)：大腸癌治療ガイドライン 医師用 2014年版．p16，金原出版，2014

（松本　寛）

❺ 自律神経温存手術

1 自律神経と機能

- 直腸癌手術にかかわる自律神経には，交感神経系である腰内臓神経，上下腹神経叢，下腹神経と，副交感神経系である骨盤内臓神経がある
- 一般的に上下腹神経叢と下腹神経は射精機能に，骨盤内臓神経は排尿機能と勃起機能に大きな影響を与えることが知られている
- 自律神経は骨盤内で直腸の近傍を走行しているため，解剖学的知識がないと患者の術後QOL低下に直接影響するだけでなく，根治性までをも損なう可能性がある

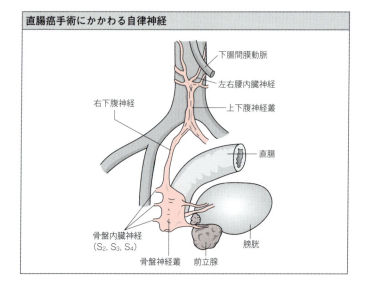

直腸癌手術にかかわる自律神経

- 下腸間膜動脈
- 左右腰内臓神経
- 右下腹神経
- 上下腹神経叢
- 直腸
- 骨盤内臓神経（S2, S3, S4）
- 骨盤神経叢
- 前立腺
- 膀胱

2 自律神経温存手術の適応

- 当院では1985年から，進行直腸癌に対して自律神経温存術式を選択している
- 自律神経への癌の直接浸潤を認めなければ，基本的に自律神経はすべて温存している
- 神経周囲のリンパ節転移を認め，癌の浸潤が疑われる際には，迷わず合併切除する

3 自律神経温存手技

1）上下腹神経叢温存

岬角前面付近からS状結腸間膜に十分なcounter-tractionのかかった状態で後腹膜切開し，内側アプローチを開始する．上下腹神経叢温存において重要なことは，下腹神経前筋膜前面の正しい剝離層を保つことである．そうすることにより神経は自動的に温存される．

上下腹神経叢の温存

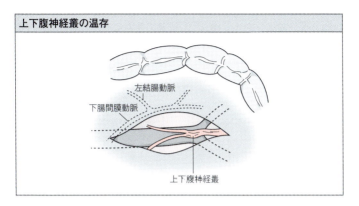

2) 下腹神経温存

　左右の下腹神経は上位仙骨レベルで直腸固有筋膜に接するように存在する．下腹神経の温存には注意が必要である．光沢のある直腸固有筋膜を確認し，それを切除するように剝離を進める．内側アプローチで右側から剝離を進める際は，不十分な術野展開では損傷するおそれがあるため，左下腹神経を確認しながら剝離を進める．

左右下腹神経の温存

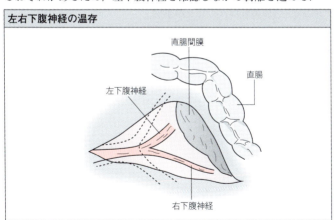

3) 骨盤内臓神経・骨盤神経叢温存

- 骨盤内臓神経・骨盤神経叢は，TME 操作では神経の内側を，側方郭清操作では神経の外側を剝離することで温存される

- 神経血管束(neurovascular bundle：NVB)は骨盤神経叢から精囊腺，前立腺へと向かう神経で，直腸の左右前壁の剥離の際には十分に注意が必要である

直腸周囲の筋膜と神経

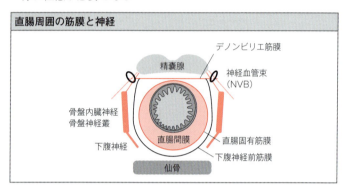

4 自律神経系の温存分類

「大腸癌取扱い規約 第8版」[1)]では，自律神経の温存状態を以下のように分類している．

ANX：自律神経温存の有無が不明
AN0：自律神経の温存なし
AN1：片側部分温存
AN2：両側部分温存
AN3：片側温存
AN4：全自律神経温存

自律神経温存形式[1]

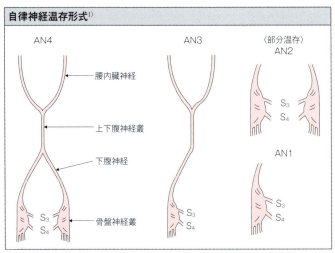

〔大腸癌研究会(編):大腸癌取扱い規約 第8版. p21, 金原出版, 2013 より一部改変〕

● 文献
1) 大腸癌研究会(編):大腸癌取扱い規約 第8版. 金原出版, 2013

(松本 寛)

❻ 側方リンパ節郭清

1 側方リンパ節とは

　下部直腸癌(腫瘍下縁は腹膜反転部より肛門側に存在)におけるリンパ流には,上方向へのリンパ流と側方向へのリンパ流が存在する.「大腸癌取扱い規約 第8版」[1]によると側方リンパ節とは,内腸骨動脈に沿うリンパ節および閉鎖神経と閉鎖動脈周囲のリンパ節(263P, 263D, 283),総腸骨動脈および外腸骨動脈に沿うリンパ節(273, 293)を指す.

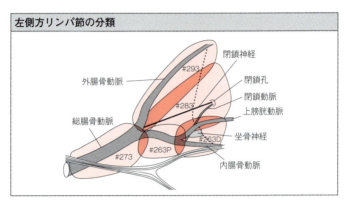

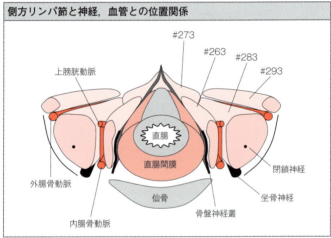

2 側方リンパ節転移

「大腸癌治療ガイドライン 医師用 2014 年版」[2]によると,下部直腸癌における深達度別の側方リンパ節転移率は以下の通りである.

◆ 下部直腸癌における側方郭清と側方転移

	症例数	側方郭清症例数	側方郭清率	側方転移陽性症例数	側方転移率（対全症例）	側方転移率（対側方郭清症例）
sm	234	37	15.8%	2	0.9%	5.4%
mp	372	218	58.6%	20	5.4%	9.2%
ss/a1	350	230	65.7%	28	7.7%	12.2%
se/a2	412	319	77.4%	75	18.0%	23.5%
si/ai	59	48	81.4%	17	28.8%	35.4%
計	1,427	852	59.7%	142	9.8%	16.7%

（大腸癌研究会・プロジェクト研究　1991〜1998年度症例）
〔大腸癌研究会（編）：大腸癌治療ガイドライン 医師用 2014年版．p67，金原出版，2014より抜粋〕

　腫瘍下縁が腹膜反転部より肛門側にあり，かつ，固有筋層を越えて浸潤している癌の側方リンパ節転移率は20.1％であった．また直腸間膜内にリンパ節転移を認めた場合，側方リンパ節転移率は27％であった．

3　側方リンパ節郭清の適応
①腫瘍下縁が腹膜反転部より肛門側にあり，深達度T3以深の癌
②腫瘍下縁が腹膜反転部より肛門側にあり，深達度T1，T2でかつ直腸間膜内のリンパ節転移が陽性の癌

4　手術手技
1）273リンパ節郭清
　大動脈分岐部前面で上下腹神経叢をtapingし，さらに左右の下腹神経も剝離，温存しながら左右の総腸骨動静脈を露出し，その間の脂肪織を郭清する．

273 リンパ節郭清

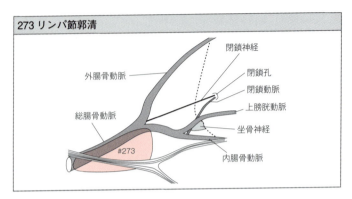

2) 283, 293 リンパ節郭清

283 リンパ節は下図のように三角錐をイメージする．外側は腸骨，背側は坐骨神経，内側は内腸骨動脈系，膀胱壁，最後に底面に骨盤底である．閉鎖神経はその中を貫通している．

つまりその郭清は総腸骨動静脈を露出し，骨盤壁に沿って背側へと進み，坐骨神経前面までを切除範囲とする．次に内腸骨動脈から上膀胱動脈を露出，さらに膀胱壁との間の剝離を行う．最後に底面の骨盤底までの脂肪織を en bloc に切除する．中を貫通している閉鎖神経は温存する．

283, 293 リンパ節郭清

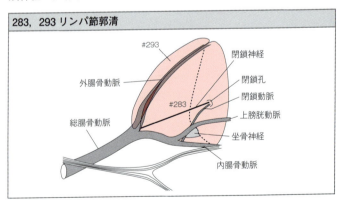

3) 263P リンパ節郭清

下腹神経を露出，温存したのち，内腸骨動脈，さらにその内側背

側に存在する内腸骨静脈を露出．神経と血管の間の脂肪織を，上膀胱動脈分岐レベルまで切除する．

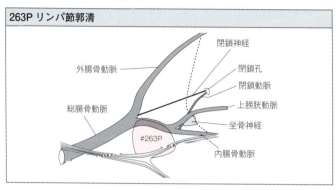

263P リンパ節郭清

4) 263D リンパ節郭清

上膀胱動脈分岐後の動脈，静脈を露出させながら末梢側へ郭清を進める．内側は骨盤神経叢をメルクマールに脂肪織を切除，その範囲は Alcock 管のレベルまで郭清する．

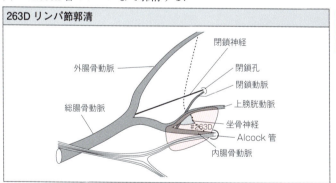

263D リンパ節郭清

5 側方リンパ節転移陽性例の予後

側方リンパ節転移陽性症例（N3症例）の予後は，5年生存率47％である．適応条件に沿って側方郭清を行うことにより，骨盤内局所再発のリスクを50％低下させる．さらに5年生存率では9％の改善がみられる．

6 側方リンパ節郭清の問題点

側方郭清により再発,および生存率が改善することは事実であるが,手術手技が煩雑で過大侵襲となりうること,さらには膀胱・性機能障害などのQOLの低下が認められる可能性があることに留意すべきである.

● 文献
1) 大腸癌研究会(編):大腸癌取扱い規約 第8版. 金原出版, 2013
2) 大腸癌研究会(編):大腸癌治療ガイドライン 医師用 2014年版. 金原出版, 2014

(松本　寛)

❼ 術前術後管理

術前術後管理において,以下の3点が重要となる.
①手術操作や麻酔を安全に行える状態にして術中・術後合併症を回避する
②術後回復を促し早期退院を可能とする
③癌の根治性を高める

当院大腸外科では上記を踏まえ,患者状態を十分に把握するための診察・検査,ERAS(Enhanced Recovery After Surgery)プロトコルの概念に基づいたクリニカルパスを使用している[1].

ERAS プロトコル

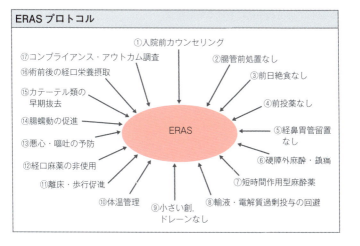

① 入院前カウンセリング
② 腸管前処置なし
③ 前日絶食なし
④ 前投薬なし
⑤ 経鼻胃管留置なし
⑥ 硬膜外麻酔・鎮痛
⑦ 短時間作用型麻酔薬
⑧ 輸液・電解質過剰投与の回避
⑨ 小さい創,ドレーンなし
⑩ 体温管理
⑪ 離床・歩行促進
⑫ 経口麻薬の非使用
⑬ 悪心・嘔吐の予防
⑭ 腸蠕動の促進
⑮ カテーテル類の早期抜去
⑯ 術前後の経口栄養摂取
⑰ コンプライアンス・アウトカム調査

1 術前検査

　全身状態，主病変の位置・浸潤臓器・リンパ節転移や肝転移の有無をチェックし，治療戦略を検討する．特に直腸癌における直腸指診は，病変の詳細な位置・深達度・括約筋機能の評価が可能であり，最も重要な検査と位置づける．前立腺浸潤を疑う直腸癌では，骨盤MRI検査を用いることで術式選択の一助となる．

◆ 当科での待機手術における術前検査

診察	問診・腹部視診・聴診・触診 直腸指診
全身状態の評価	胸腹部単純X線 心電図 呼吸機能(スパイログラム) 血算・生化・血糖・血液型・凝固機能・尿検査, 動脈血液ガス分析, 腫瘍マーカー 心臓超音波(高齢者, 心電図異常症例)
画像検査	下部消化管内視鏡(超音波内視鏡) 胸腹部造影CT 注腸造影 上部消化管内視鏡 (肝転移症例) 　腹部超音波 　肝臓MRI(Gd-EOB-DTPA*, DWI**) (直腸癌T4疑い) 　骨盤MRI

*Gd-EOB-DTPA(EOB・プリモビスト®):ガドキセト酸ナトリウム
**DWI:diffusion weighted imaging

2 術前処置

　結腸切除における機械的腸管前処置の有無は,縫合不全・創感染に影響しないとの報告があり,当科では前日の腸管前処置や禁飲食,輸液をほとんどの症例で行っていない.狭窄症状のない直腸切除においては,骨盤内での術野確保・吻合部の安静・縫合不全発症時の便汁大量漏出回避のため,機械的腸管前処置を行っている.

◆ 当科での代表的な術前処置

腸管前処置	結腸切除:なし(症例により機械的腸管前処置) 直腸切除:機械的腸管前処置
臍処置	手術前日に看護師により洗浄
除毛	基本的には行わない(感染予防) 体毛が術野の妨げとなる場合は,執刀直前に電気クリッパーによる除毛を行う
ストーマサイトマーキング	ストーマ造設予定の症例や,可能性のある症例では下記に気をつけてストーマサイトマーキングを行う ・皮膚の皺・凹み・肋骨弓・上前腸骨棘・ベルトライン ・腹直筋を貫くこと ・本人が坐位で視認できること

3 術後管理

術後の輸液は最小限にとどめ，第1病日から経口栄養剤を開始し，第2病日には食事を開始する．不必要なドレーン・カテーテルは早期に抜去し，術後早期回復と早期退院を目指す．また，術後合併症に注意を払う必要がある．静脈血栓塞栓症予防として，術前から弾性ストッキングを履いてもらい，術中はフットポンプを使用，術直後から翌朝安静解除まで抗凝固療法を行っている．

◆ 当科における結腸切除クリニカルパス(抜粋)

	手術前日	手術当日(術前)	手術当日(術後)	第1病日	第2病日	第3病日	第4病日	第5病日	第6病日	第7病日
検査	胸腹部単純X線 血算・生化 血液ガス分析		胸腹部単純X線 血算・生化 血液ガス分析	胸腹部単純X線 血算・生化						
点滴	点滴なし		維持液 35〜40 mL/kg/日　食事開始後漸減							
			低分子ヘパリン 5,000単位/日							
内服	腸管前処置なし			アセトアミノフェン定時内服開始						
処置	臍処置 除毛(必要時のみ)			□包交 □硬膜外カテ抜去	□包交 □硬膜外カテ抜去 □尿カテ抜去	□包交 □尿テ抜去	□包交 □ドレーン抜去	□包交 □ドレーン抜去	□退院	□退院
食事	禁食なし	禁食 →			全粥軟菜ライト ➡ 常食常菜					

◆ 注意すべき術後合併症

合併症	時期	症状と診断法
出血(腹腔内・腸管内)	術直後〜第1病日	ドレーン性状や下血の有無
腸閉塞	第3病日〜	腹部診察，嘔気・嘔吐，単純X線
縫合不全	第3〜5病日	発熱，腹痛，ドレーン性状
肺炎	第1病日〜	SpO_2 低下，単純X線
深部静脈血栓症 (静脈血栓塞栓症)	術直後〜	下腿浮腫，SpO_2 低下

● 文献

1) Fearon KC, et al : Enhanced recovery after surgery : a consensus review of clinical care for patients undergoing colonic resection. Clin Nutr 2005 ; 24 : 466-477

(中野大輔)

9 術後補助化学療法

1 目的

術後補助化学療法とは,大腸癌に対して治癒切除(R0)が行われた症例に対して,再発を抑制し予後を改善する目的で,術後に実施される全身化学療法である.

2 適応

①R0切除が行われたStage Ⅲ大腸癌(結腸癌・直腸癌)
②再発リスクが高いStage Ⅱ大腸癌

「大腸癌治療ガイドライン 医師用 2014年版」[1]には,適切なインフォームド・コンセントのもとに術後補助化学療法の適応を考慮すると記載されている.これまでの海外の報告では,Stage Ⅱ結腸癌に対する術後補助化学療法が再発率・生存率を改善したという報告はない.しかしStage Ⅱ大腸癌において13.3%の再発が存在することは事実であり,そういった危険群を選別し治療することは現時点では妥当であると考えられる.現在ASCO, ESMOガイドライン[2,3]では再発高危険群の因子として,郭清リンパ節個数12個未満,T4症例,穿孔例,低分化腺癌・印環細胞癌・粘液癌症例,脈管侵襲,傍神経浸潤が挙げられている.現時点ではこういった危険因子をもつStage Ⅱ大腸癌に対して,術後補助化学療法の適応を検討することが望まれる.

3 投与基準

①主要臓器機能が保たれている
  骨髄:白血球>3,500/mm^3,血小板>100,000/mm^3
  肝機能:総ビリルビン<2.0 mg/dL,AST・ALT<100 IU/L
  腎機能:血清クレアチニン;施設基準値上限以下
②performance status(PS)が0か1である
③術後合併症から回復している
④適切なインフォームド・コンセントに基づき患者から文書による同意が得られている
⑤重篤な合併症(特に腸閉塞,下痢,発熱)がない

4 治療開始の時期,治療期間

1) 治療開始時期
術後状態から十分回復した,術後4週目あたりが望ましいと考えられる.

2) 治療期間
投与期間は6か月を原則とする.

5 治療の実際

本邦では経口フッ化ピリミジン系薬剤での治療がなされてきた.しかし欧米からオキサリプラチン併用の化学療法の有効性が示され[4,5],その結果から本邦のガイドラインにもオキサリプラチンレジメンが記載されることとなった.

オキサリプラチン併用レジメンでは副作用としてGrade 3~4の下痢や末梢神経障害を生じ,末梢神経障害については不可逆的な障害を残すこともあることからすべてのStage Ⅲ症例で投与することは推奨できない.5年生存率68.1%/58.8%と予後が比較的悪いpStage Ⅲbの結腸癌/直腸癌に対して,十分なインフォームド・コンセントのもとに投与を検討するべきである.

1) 5-FU/LV

使用薬剤	5-FU:フルオロウラシル l-LV:アイソボリン®(レボホリナート)
投与サイクル	毎週1回投与,6週連続2週休薬,8週を1サイクルとして3サイクル繰り返す
投与法	①l-LV 250 mg/m² 2時間点滴静注 ②5-FU 600 mg/m² l-LV開始1時間後に3分以内に緩徐に静注

2) FOLFOX

FOLFOX療法には投与量や投与方法の異なるいくつかのレジメンがあるが,最近では投与方法が簡便なmFOLFOX6療法が用いられる.

◆ mFOLFOX6

使用薬剤	5-FU：フルオロウラシル l-LV：アイソボリン®(レボホリナート) L-OHP：エルプラット®(オキサリプラチン)
投与サイクル	2週ごと
投与法	①L-OHP 85 mg/m² 2時間点滴静注 ②l-LV 200 mg/m² ①と同時に2時間点滴静注 ③5-FU 400 mg/m² ①②の終了後に急速静注 ④5-FU 2,400 mg/m² ③の終了後に46時間で持続点滴静注

3) CapeOX

使用薬剤	Cape：ゼローダ®(カペシタビン) L-OHP：エルプラット®(オキサリプラチン)
投与サイクル	3週ごと
投与法	(day1) L-OHP 130 mg/m² 2時間点滴静注 (day1〜14) Cape 2,000 mg/m²/日 分2内服(2週内服1週休薬)

6 有害事象

- 末梢神経障害
- 骨髄抑制
- 手足症候群
- 口内炎
- 下痢
- 肝機能障害
- 嘔気・嘔吐

詳細は12章「全身化学療法の副作用対策」を参照されたい(p134).

● 文献

1) 大腸癌研究会(編)：大腸癌治療ガイドライン 医師用 2014年版. 金原出版, 2014
2) Benson AB 3rd, et al : American Society of Clinical Oncology recommendations on adjuvant chemotherapy for stage Ⅱ colon cancer. J Clin Oncol 2004 ; 22 : 3408-3419
3) Labianca R, et al : Primary colon cancer : ESMO Clinical Practice Guidelines for diagnosis, adjuvant treatment and follow-up. Ann Oncol 2010 ; 21

(Suppl 5):v70-77
4) André T, et al:Multicenter International Study of Oxaliplatin/5-Fluorouracil/Leucovorin in the Adjuvant Treatment of Colon Cancer(MOSAIC) Investigators:Oxaliplatin, fluorouracil, and leucovorin as adjuvant treatment for colon cancer. N Engl J Med 2004;350:2343-2351
5) Haller DG, et al:Capecitabine plus oxaliplatin compared with fluorouracil and folinic acid as adjuvant therapy for stage Ⅲ colon cancer. J Clin Oncol 2011;29:1465-1471

(松本　寛)

10 進行・再発大腸癌の治療

A 治療方針

- 進行・再発大腸癌の治療は，予後の向上と QOL の改善を目的として行われる．治療内容によっては，かえって予後の短縮や QOL の低下をきたす可能性があるため，期待される予後，合併症，治療後の QOL などさまざまな因子を考慮する必要がある．治療を開始するにあたっては，患者からインフォームド・コンセントを得て，治療法を選択する
- 再発・転移臓器が限られており，切除可能であれば積極的な外科切除を考慮するが，複数臓器にまたがる場合の治療効果については一定の見解は得られていない
- 当初は切除不可能と判断されても，化学療法の効果により切除可能となる場合があるため，全身状態が保たれていれば積極的な全身化学療法や局所療法を考慮する．しかし，全身状態が不良な場合には，対症療法などによる症状緩和に努める

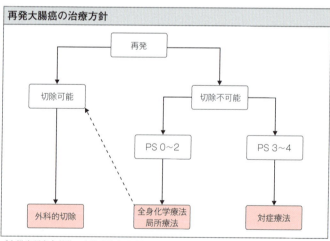

〔大腸癌研究会（編）：大腸癌治療ガイドライン 医師用 2014 年版．p20，金原出版，2014〕

（山口達郎）

B 血行性転移の治療

1 肝転移に対する治療

　肝転移に対する治療には，肝切除術，全身化学療法，肝動注療法および熱凝固療法がある．肝転移に対する肝切除術には無治療群と比較した無作為化比較試験（RCT）はないものの，肝切除後の5年生存率は35〜58％と報告され，肝切除術は肝転移に対する最も有効な治療手段と考えられている．

1）肝切除術

◆ 手術適応

1.	耐術能	心肺機能などが保たれている
2.	原発巣	制御されているか制御可能
3.	肝転移巣	遺残なく切除可能な病変
4.	肝外転移巣	肝外転移がないか制御可能
5.	肝予備能	肝切除後の十分な残肝機能

①肝切除の方法

　必ずしも系統的肝切除を行う必要はなく，肝部分切除でも構わない．切除断端に癌が露出しない切除を行う．

②肝切除の時期

　同時性肝転移では，原発巣手術を先行し，原発巣の根治性を評価してから肝切除を行ってもよいが，結論は得られていない．

③肝転移に対する周術期化学療法

　切除可能な肝転移に対する周術期（術前）化学療法において，生存期間を有意に延ばしたとする報告はないため，実施にあたっては適応を慎重に判断する必要がある[1]．

④肝切除後の補助化学療法

　肝切除後の補助化学療法の有効性において確立されたものはない．

2）全身化学療法

　切除不能な肝転移に対しては，全身化学療法を考慮する．全身化学療法の効果により切除可能となる場合があるので，手術のタイミングを逃さないようにすることが重要である．全身化学療法の施行にあたっては，全身状態が保たれていることを確認する．

3）肝動注療法

　肝転移に対する肝動注療法は，局所コントロールは良好なものの生存には寄与しない．肝動注療法に使われる 5-FU は，肝臓でほとんど代謝され肝外に循環しないためと考えられている．しかし，全身化学療法との併用により良好な結果が報告されている[2]．

4）熱凝固療法

　肝転移に対する熱凝固療法は，生存において肝切除術に及ばない[3]．しかし，患者の全身状態や転移の状態によっては熱凝固療法を考慮する．

2　肺転移に対する治療

　肺転移も肝転移と同様に RCT はないが，5 年生存率が 35〜56％と報告されており，肺切除は有効な治療法であるとされている（UpToDate）．

◆ 予後因子

```
肺転移個数
両側肺転移
肺門・縦隔リンパ節転移
肺切除前 CEA 値
原発巣因子（T 因子，N 因子）
無病期間（DFI）
異時性＞同時性
```

1）肺切除術
◆ 手術適応

1.	耐術能	心肺機能などが保たれている
2.	原発巣	制御されているか制御可能
3.	肺転移巣	遺残なく切除可能
4.	肺外転移巣	肺外転移がないか制御可能
5.	肺予備能	肺切除後の十分な残肺機能

①肺切除の方法

　胸腔鏡下手術と開胸手術を比較した大規模臨床試験の報告はない．病変の部位や大きさ，患者の状態により適応を判断する．肝転移と同様，系統的肺切除でも肺部分（楔状）切除でもよく，断端を十分に確保することが肝要である．

2) 全身化学療法

切除不能な肺転移に対しては，全身化学療法を考慮する．全身化学療法の施行にあたっては，全身状態が保たれていることを確認する．肺切除可能であっても肺転移個数が多い場合には全身化学療法を施行し，他病変の出現がないことを確認してから肺切除に臨むこともある．

3) 放射線療法

肺転移に対する放射線療法の有用性を示す RCT の報告はないが，以下の適応条件を満たす症例においては体幹部定位放射線照射を考慮する．

◆ 体幹部定位放射線照射の適応条件

- 耐術不能症例
- 原発巣と肺外転移が制御されているか，制御可能な状態
- 径5cm以下の肺転移個数が3個以内

3 脳転移に対する治療

大腸癌の遠隔転移臓器として，脳転移は 0.1％ と頻度は低く，転移性脳腫瘍に占める大腸癌の割合も 1〜2％ である．しかし，近年の化学療法の進歩により増加の傾向にある．通常，脳転移症例の約 90％ は他臓器転移を伴い，他臓器転移部位としては肺が最も多く，肺転移症例において脳転移は留意する必要がある．積極的な治療にもかかわらず予後不良なことが多く，孤立性脳転移でも切除後の平均生存期間は 30〜40 週と報告されている．

◆ 予後因子

年齢
PS
脳転移個数
頭蓋外病変

1) 手術療法

◆ 手術適応

1. 生命予後		数か月以上の生命予後
2. 神経症状		切除により重大な神経症状をきたさない
3. 他臓器転移巣		他臓器の転移がないか制御可能

2）放射線療法
①目的
- 脳神経症状や頭蓋内圧亢進症状などの症状緩和
- 局所制御による延命

②全脳照射
- 多発性脳転移例や外科切除の対象とならない孤立性脳転移例

③定位放射線照射（サイバーナイフ）

脳転移個数がおよそ3～4個以内で径3cm以下であれば，定位放射線照射を考慮する．定位放射線照射の局所制御率は80～90％と報告されている．

3）薬物療法

大腸癌に限らず転移性脳腫瘍に対し，全身化学療法が効果を示したとする報告は少ない．投与薬剤としては，脳浮腫軽減を目的としたステロイドやグリセロールなどが使用される．

4 骨転移に対する治療

大腸癌における骨転移の頻度は約6％である．転移部位としては，脊椎が最も多く，胸骨，肋骨，大腿骨が続く．脳転移同様，他臓器転移を伴うことが多い．骨転移の予後は，7～13か月と報告されており予後不良である．

1）薬物療法
- 抗炎症薬
- オピオイド系鎮痛薬
- 骨代謝修飾薬（ビスホスホネート系，デノスマブなど）

2）放射線療法

局所照射の疼痛緩和率は70～90％と報告されている．

①目的
- 疼痛の軽減
- 病的骨折の予防
- 脊髄麻痺の予防と治療

②照射方法
1 局所照射

30 Gy/10回照射，20 Gy/5回照射，8 Gy/1回照射などで疼痛緩和効果は同等であるとされている．病的骨折のリスクがある場合や

神経症状がある場合，長期予後が期待できる場合には，分割照射が推奨される．

2 ストロンチウム 89 による放射性同位元素内用療法

多発性骨転移における疼痛緩和を目的として考慮される．疼痛緩和率は 60〜90％，効果持続期間は 3〜6 か月と報告されている．

3）手術療法

大腸癌骨転移に対する手術療法の予後延長効果は示されていない．しかし，6 か月以上の予後が見込まれる症例においては，手術が選択される場合もある．手術の目的は，放射線療法と同様である．

● 文献

1) Nordlinger B, et al : Perioperative chemotherapy with FOLFOX4 and surgery versus surgery alone for resectable liver metastases from colorectal cancer(EORTC Intergroup trial 40983) : a randomised controlled trial. Lancet 2008 ; 371 : 1007-1016
2) Yamaguchi T, et al : Phase I/II study of irinotecan, UFT and leucovorin with hepatic arterial infusion using 5-FU in colorectal cancer patients with unresectable liver metastases. Cancer Chemother Pharmacol 2011 ; 67 : 629-635
3) Bai H, et al : The effect of radiofrequency ablation vs. liver resection on survival outcome of colorectal liver metastases(CRLM) : a meta-analysis. Hepatogastroenterology 2015 ; 62 : 373-377

（山口達郎）

C 腹膜播種その他の治療

1 腹膜播種に対する治療

大腸癌における腹膜播種の頻度は 4.5％で，肝転移の 10.9％に次いで 2 番目に多い[1]．結腸，特に右側結腸に多く，原発巣も漿膜を越えて浸潤しているものがほとんどである．

1）手術療法

腹膜播種巣切除の有用性は証明されていない．限局性播種を原発巣と同時に切除した症例で長期生存が報告されており，過大な侵襲とならない切除であれば，原発巣と同時に腹膜播種を切除することが望ましい．

2）全身化学療法

大腸癌の腹膜播種で全身状態が一定以上に保たれる場合は，全身化学療法を考慮する．ただし，ベバシズマブを用いた全身化学療法では，腹膜播種症例において消化管穿孔が多いとの報告があるため，慎重に投与する必要がある．

3）腹腔内温熱化学療法

腹膜播種では，手術により肉眼的不完全切除となっても腹腔内温熱化学療法を併用することにより長期生存を期待できることが，いくつかの施設から報告されている．しかし，使用薬剤やバイアスなどの問題もあるため，推奨度は低い．

2 リンパ節転移に対する治療

ここでは，所属リンパ節以外の遠隔リンパ節転移に対する治療について述べる．

1）手術療法

所属リンパ節の範囲を超えるリンパ節転移は，手術を行っても再発することが多いため，手術療法の選択は慎重に行わなくてはならない．ただし，全身化学療法などの治療を行っても標的リンパ節以外に転移を認めなければ，手術療法を考慮する．

2）全身化学療法

大腸癌のリンパ節転移で全身状態が一定以上に保たれる場合は，全身化学療法を考慮する．

3）放射線療法

疼痛などの症状緩和を目的として，放射線療法が行われることがある．

● 文献

1）大腸癌研究会（編）：大腸癌治療ガイドライン 医師用 2014 年版．金原出版，2014

（山口達郎）

D 肝転移治療成績

1 肝切除術

- 肝切除後の予後は5年生存率28〜47%と報告されており、予後の延長がみられる

◆ 大腸癌肝切除後の成績(500症例以上)

著者(年)	症例数	5年生存率	生存期間中央値
Hughesら(1986)	607	33%	—
Nordlingerら(1996)	1,568	28%	40か月
Fongら(1999)	1,001	37%	42か月
Katoら(2003)	585	33%	—
Reesら(2008)	929	36%	42.5か月
de Jongら(2009)	1,669	47%	36か月
Morrisら(2010)	3,116	44%	—

◆ Grade分類別の肝切除後の3年生存率

著者(年)	症例数	集積期間	Grade A	Grade B	Grade C
Yamaguchiら(2008)	380	1992〜1996	65.3%	51.0%	26.7%
Shintoら(2015)	603	2007〜2008	82.4%	79.3%	68.1%

2 切除不能肝転移に対する化学療法

- 当初は切除不能と考えられていた肝転移でも、化学療法により切除可能となった症例に肝切除術を行うことで予後が延長する[1]
- 治療レジメンについては、奏効率が高いほど切除率が高くなる[2]
- 肝限局転移に対する化学療法の効果は高く、切除率も高い

◆ 大腸癌に対する全身化学療法の奏効率と切除率

レジメン	臨床試験	奏効率	切除率	文献
FOLFOX	OPUS	34%*	2.4%*	J Clin Oncol, 2009*
	COIN	57%*	9.4%*	Ann Oncol, 2011*
	PRIME	48%		Lancet, 2011* J Clin Oncol, 2010*
FOLFIRI	CRYSTAL	39.7%*	4.6%*	J Clin Oncol, 2012*
FOLFOX+Bmab	SOFT	63%	9%(R0)	Lancet Oncol, 2013
SOX+Bmab	SOFT	62%	9%(R0)	Lancet Oncol, 2013
FOLFIRI+Bmab	TRIBE	53.1%	12%(R0)	N Engl J Med, 2014
	FIRE-3	38.6%** 58%* 60%**	5.6%	J Clin Oncol, 2015** Lancet Oncol, 2014** Lancet Oncol, 2014**
FOLFOX+Cmab	OPUS	57%*	16%	J Clin Oncol, 2009*
	COIN	64%*		Ann Oncol, 2011* Lancet, 2011*
FOLFIRI+Cmab	CRYSTAL	57.3%*	7.9%*	J Clin Oncol, 2012*
	FIRE-3	66.3%** 62%* 65%**	13.2%	J Clin Oncol, 2015** Lancet Oncol, 2014** Lancet Oncol, 2014**
FOLFOX+Pmab	PRIME	55%*	10.5%*	J Clin Oncol, 2010* N Engl J Med, 2013**
FOLFOXIRI+Bmab	TRIBE	65.1%	15%(R0)	N Engl J Med, 2014

*：*KRAS* 野生型を対象，**：*RAS* 野生型を対象

◆ 大腸癌肝限局転移に対する全身化学療法と肝切除率

レジメン	臨床試験	症例数	奏効率	肝切除率(R0)	文献
XELOX+Bmab	BOXER	45	78%	36%(20%)	Ann Oncol, 2011
FOLFOX+Cmab	CELIM*	53	68%	49%(38%)	Lancet Oncol, 2010
FOLFIRI+Cmab	CELIM*	53	57%	42%(30%)	Lancet Oncol, 2010
FOLFOXIRI+Cmab	POCHER*	43	79%	—(60%)	Br J Cancer, 2010
FOLFOX+Bmab	OLIVIA	39	61.5%	49%(23%)	Ann Oncol, 2015
FOLFOXIRI+Bmab	OLIVIA	41	80.5%	61%(49%)	Ann Oncol, 2015

*:KRAS exon 2 野生型を対象

3 肝転移に対する周術期化学療法

- 周術期化学療法により無増悪生存率の延長が報告されているが,生存率には差がない
- セツキシマブの上乗せ効果は認められていない

◆ 大腸癌肝転移に対する周術期化学療法

臨床試験	レジメン	症例数		
EORTC40983 (Lancet, 2008 Lancet Oncol, 2013)	FOLFOX4+手術 手術	171 171	3年無増悪生存率 36.2% 28.1% p=0.04	5年全生存率 52.4% 48.3% p=0.30
New EPOC (Lancet Oncol, 2014)	FOLFOX+Cmab+手術 FOLFOX+手術	137 134	無増悪生存期間 14.1か月 20.5か月 p=0.03	全生存期間 39.1か月 — p=0.16

● 文献

1) Adam R, et al : Rescue surgery for unresectable colorectal liver metastases downstaged by chemotherapy : a model to predict long-term survival. Ann Surg 2004 ; 240 : 644-658

2) Folprecht G, et al : Neoadjuvant treatment of unresectable colorectal liver metastases : correlation between tumour response and resection rates. Ann Oncol 2005 ; 16 : 1311-1319

(山口達郎)

E 肺転移治療成績

　大腸癌は他の固形癌と異なり，たとえ遠隔転移があっても切除することで，予後の延長を期待することが可能な癌である．肺転移でも，肉眼的に根治切除可能であれば切除が治療の第1選択である．外科的切除適応外の肺転移に対しては化学療法，放射線療法が選択される．

1 外科治療の適応

　Thomford criteria[1]によると，
　①原発巣がコントロールできている
　②肺の病巣は切除可能である
　③耐術可能である
　④肺外病変がない
　⑤片側性である
　以上5つが肺転移巣の切除の適応条件である．しかし現在では分離肺換気のような麻酔技術や手術手技の向上に伴い，両側肺転移の切除も安全に行われるようになった．
　さらには大腸癌化学療法のめざましい進歩により，肺転移治療にも変化がみられる．当初は外科治療の適応外とされていた症例でも，治療効果が得られればサルベージ手術が可能になる症例もみられる．また肺外病変が存在しても，コントロール可能であれば切除の適応となることもある．

2 外科治療

1) アプローチ

　アプローチとして開胸手術，video-assisted thoracic surgery (VATS)があるが，低侵襲の観点から現在では多くの症例でVATSを選択している．

2) 術式

切除術式の基本は楔状切除であるが，腫瘍の大きさ，存在部位，個数によっては区域切除，葉切除も選択される．

3) リンパ節郭清

縦隔リンパ節の予防的郭清は行わない．縦隔リンパ節に転移を認める症例の予後は不良であり，また郭清による予後改善の効果が認められないことから，手術適応外と考えられる．

3 手術成績

Pfannschmidtら[2]は，肺転移外科治療において完全切除例の5年生存率は39.6％と良好な成績を報告している．「大腸癌研究会プロジェクト研究」で行われた多施設集計では，肺切除例の5年生存率は46.7％，累積5年無再発生存率は33.7％と良好な成績を示している[3]．

当院における肺転移の外科治療の成績では，完全切除例で5年生存率38.3％と同様の結果であった．それに対して非完全切除例の5年生存率は1.0％ときわめて不良であった．

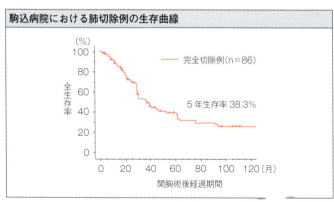

駒込病院における肺切除例の生存曲線

4 予後因子

縦隔リンパ節転移の存在は予後不良である．そのほかには女性，原発巣がStage Ⅲ以上，肺外転移の存在，無病生存期間（DFI）1年未満，転移巣が3個以上，若年，CEA高値，リンパ管侵襲，静脈

侵襲，両側転移などが予後不良因子として報告されているが，報告によりまちまちであり，定まった予後不良因子は確認されていない．しかし多くの報告で共通している因子としては，肺切除前CEA高値，DFI，転移個数が挙げられることから，これらは予後不良因子となりうると考えられる．

当院における治療成績の検討では，肺転移個数，腫瘍径，CEA，肝転移の既往の有無，原発巣のリンパ節転移の有無が予後因子として抽出された．それらをスコアリングし，3群に分類（低リスク群：0～2点，中リスク群：3点，高リスク群：4～5点）すると，低リスク群では5年生存率が57.3%と良好であった．また予後不良群では5年生存率0%であり，非完全切除例と同様であることから，予後不良群は手術適応外と考えられる．

◆ 駒込病院での検討で抽出された予後因子

- 肺転移個数　単発 vs 多発
- 肺転移腫瘍径　＜3 cm vs ≧3 cm
- 肺転移手術前CEA値　＜5 ng/mL vs ≧5 ng/mL
- 肝転移の既往　あり vs なし
- 原発巣のリンパ節転移　N(-) vs N(+)

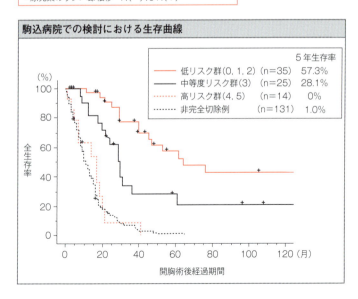

駒込病院での検討における生存曲線

5 化学療法

外科治療適応外の肺転移に対しては化学療法が適応となる.さらに上記のように予後不良が予想されるような症例にも化学療法は適応と考えられる.

6 放射線療法

「大腸癌治療ガイドライン 医師用 2014 年版」[4]には,耐術不能な場合でも,原発巣と肺外転移が制御されているか,制御可能で,5 cm 以内の肺転移が 3 個以内であれば体幹部定位放射線療法も考慮すると記載されている.つまり肺転移巣が予後規定因子で,何らかの理由で外科治療,化学療法が不能なときは局所治療である放射線療法の適応となりうる.

●文献

1) Thomford NR, et al : The surgical treatment of metastatic tumors in the lungs. J Thorac Cardiovasc Surg 1965 ; 49 : 357-363
2) Pfannschmidt J, et al : Surgical resection of pulmonary metastases from colorectal cancer : a systematic review of published series. Ann Thorac Surg 2007 ; 84 : 324-338
3) Hirosawa T, et al ; Japanese Society for Cancer of the Colon and Rectum (JSCCR) Study Group for Pulmonary Metastases from Colorectal Cancer : Prognostic factors in patients undergoing complete resection of pulmonary metastases of colorectal cancer : a multi-institutional cumulative follow-up study. Surg Today 2013 ; 43 : 494-499
4) 大腸癌研究会(編):大腸癌治療ガイドライン 医師用 2014 年版.p25,金原出版,2015

(松本 寛)

F 直腸癌局所再発の治療成績

1 はじめに

大腸癌の再発部位としては肝転移,肺転移,リンパ節転移,腹膜転移が多くみられる.直腸癌ではそれらに加えて局所再発もしばしば経験する.局所再発は他の遠隔再発と異なり,周囲臓器への浸潤により,会陰部や下肢のひどい疼痛,膀胱・腟・腸管からの出血などさまざまな症状を引き起こし,QOL を著しく低下させる.

2 局所再発の特徴

本邦における直腸癌術後局所再発率は5〜15％程度と考えられる．

1）再発部位
①吻合部再発（腸管内）
②吻合部近傍再発（腸管外）
③側方リンパ節再発
④骨盤内臓器再発（前立腺，精嚢腺，膀胱，子宮，腟）
⑤骨盤壁再発（仙骨，骨盤底筋群）

2）再発形式
- 上記①②は遠位側の surgical margin 不足，または肛門側直腸間膜内のリンパ節遺残，脈管侵襲遺残
- ③は側方リンパ節郭清不足
- ④⑤は剝離断端陽性による再発，あるいは手術中の癌細胞の散布（implantation）

3 診断

- 診断には一般的に CT，MRI 画像を用いる
- 局所再発の診断では，術後縫合不全により生じた瘢痕組織との鑑別が困難な場合が存在する．そのため術後6か月以内に診断も含めて，今後のフォローの標準となる CT を撮影することが重要である
- 現在では PET-CT にて診断精度は向上している
- CT ガイド下生検も有用である

4 治療

直腸癌局所再発の治療方針を次頁の図に示す．外科治療は根治が期待できる唯一の治療である．放射線療法，化学療法は対症療法である．

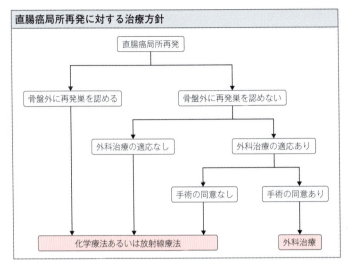

1) 外科治療

唯一の治癒を目指す治療が，外科治療である．しかし過大侵襲となり，手術によりQOLの低下をきたすことも十分にあるため，その適応には慎重であるべきである．

完全切除(R0)ができた症例の5年生存率は20～40%[1,2]との報告がある一方，非完全切除ではその治療成績はきわめて不良である．

①適応

- 遠隔転移を認めない，あるいは限局した肝・肺転移で十分に制御可能な状態である
- 骨盤壁への浸潤を認めない
- 初回手術で側方リンパ節郭清を行っていない
- 坐骨神経浸潤を認めない
- 仙骨浸潤はS3以下である
- 過大手術に耐術可能である

②術式

- 腫瘍を露出させることなくen blocに切除することが重要であることから，骨盤内臓全摘術，仙骨合併骨盤内臓全摘術が行われる
- 局所切除(腫瘍切除)は腫瘍の露出の危険が高く，再々発のリスクが高い

2）放射線療法

手術療法の適応外症例や，制御不能な他遠隔再発を認める症例に対して放射線療法を行う．主目的は自覚症状の緩和，QOLの改善である．

3）化学療法

化学療法も放射線療法と同様に手術療法の適応外症例を対象とする．大腸癌化学療法は著しく進歩したが，局所再発巣を完全にコントロールすることは不可能である．

4）重粒子線治療

従来の放射線療法とは異なる重イオン線（炭素イオン線）を用いた治療であり，その生物学的効果が大きいことが特徴である．局所制御率は90％との報告もあり，さらに疼痛緩和効果も期待できる．しかしその効果とは逆に，照射野に周囲腸管が入ると穿孔，膿瘍などの重篤な合併症を引き起こすため，スペーサー挿入により照射野に腸管が入らない工夫が必要である．

● 文献

1) Wanebo HJ, et al : Pelvic resection of recurrent rectal cancer : technical considerations and outcomes. Dis Colon Rectum 1999 ; 42 : 1438-1448
2) Moriya Y, et al : Total pelvic exenteration with distal sacrectomy for fixed recurrent rectal cancer in the pelvis. Dis Colon Rectum 2004 ; 47 : 2047-2054

（松本 寛）

G 全身化学療法

- 大腸癌に対する化学療法はこの10年間に分子標的薬の導入により飛躍的に進歩し，生存期間中央値（median survival time : MST）は2年を超えるまでに至った
- 奏効率の向上により，切除不能肝転移などが切除可能となる症例も増えてきている

＜目的[1]＞

- 腫瘍増大の遅延による延命と症状コントロール
- ただし化学療法のみで治癒を望むことはできない

<適応[1]>

- 臨床診断または病理組織診断が確認されている
- 転移・再発巣が画像にて確認可能である
- performance status(PS)0〜2
- 主要臓器機能が保たれている
  骨髄：白血球＞3,500/mm³，血小板＞100,000/mm³
  肝機能：総ビリルビン＜2.0 mg/dL，AST・ALT＜100 IU/L
  腎機能：血清クレアチニン；施設基準値上限以下
- 適切なインフォームド・コンセントに基づく文書による同意
- 重篤な合併症（腸閉塞，下痢，発熱など）を有さない

<化学療法のアルゴリズム[1]>

- 「強力な治療が適応となる患者」と「強力な治療が適応とならない患者*」に分けて治療方針を選択する[1]

*強力な治療が適応とならない患者
  患者因子：①重篤な有害事象の発生を好まない
          ②重篤な併存疾患により併用療法に耐容性がない
  腫瘍因子：①多発する転移巣が将来的にも切除可能となる見込みがない
          ②無症状かつ緩徐な進行

切除不能進行再発大腸癌に対する化学療法のアルゴリズム

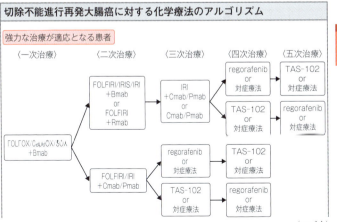

(つづく)

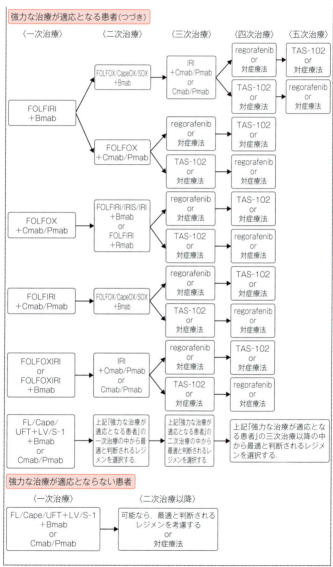

〔大腸癌研究会(編):大腸癌治療ガイドライン 医師用 2016年版. pp32-33, 金原出版, 2016より一部改変〕

1 FOLFOX(＋ベバシズマブ，セツキシマブ，パニツムマブ)

1) エビデンス

■FOLFOX
(1次治療)
- 持続静注5-FU/LV療法(de Gramontレジメン)との比較試験[2]で奏効率(50.7% vs 22.3%)と無増悪生存期間(progression free survival：PFS)(9.0か月 vs 6.2か月)が，IFL療法(CPT-11＋5-FU/LV)との比較試験[3]で奏効率(45% vs 31%)とPFS(8.7か月 vs 6.9か月)がいずれも有意に上回る結果であった．以上よりFOLFOX療法が1次治療の標準治療の1つとなった
- V308試験においてFOLFOX療法とFOLFIRI療法のクロスオーバーを行い，いずれを1次治療から用いても生存期間に差がないことが示されている[4]

■FOLFOX＋ベバシズマブ
(1次治療)
- NO16966試験において，FOLFOX療法またはCapeOX療法にベバシズマブを併用することによるPFSの延長(9.4か月 vs 8.0か月)が示された[5]

(2次治療)
- E3200試験において，FOLFOX療法にベバシズマブを併用することにより奏効率(22.7% vs 8.6%)，PFS(7.3か月 vs 4.7か月)，MST(12.9か月 vs 10.8か月)に上乗せ効果が得られることが示された[6]

■FOLFOX＋セツキシマブ
(1次治療)
- OPUS試験において，*KRAS*野生型に限定した場合に，奏効率(46% vs 36%)，PFS(8.3か月 vs 7.2か月)にセツキシマブ併用での上乗せ効果が示された[7]

■FOLFOX＋パニツムマブ
(1次治療)
- PRIME試験において，FOLFOX療法にパニツムマブを併用することによるPFSの延長(9.6か月 vs 8.0か月)が示された[8]

2) 投与の実際

FOLFOX療法には投与量や投与方法の異なるいくつかのレジメンがあるが，最近では投与方法が簡便な mFOLFOX6 療法が用いられる．

■ mFOLFOX6

使用薬剤	5-FU：フルオロウラシル l-LV：アイソボリン®（レボホリナート） L-OHP：エルプラット®（オキサリプラチン）
投与サイクル	2週ごと
投与法 (day 1〜2)	①（ライン確保）生食 50 mL：全開（本管） ②グラニセトロンバッグ 1 mg ＋デカドロン® 6.6 mg：15分 ③l-LV 200 mg/m²＋5％ブドウ糖液 250 mL：2時間 ④L-OHP 85 mg/m²＋5％ブドウ糖液 250 mL：2時間（側管；l-LVと同時） ⑤5-FU 400 mg/m²＋生食 50 mL：全開 ⑥5-FU 2,400 mg/m²＋5％ブドウ糖液（5-FUと合わせて全量 92 mL）：インフューザーポンプで持続点滴静注（46時間）
主な有害事象 (Grade 3〜4)	好中球減少（44％），末梢神経障害（34％），下痢（9％），悪心・嘔吐（6％），血小板減少（5％），貧血（5％）など
注意点	L-OHP による過敏反応が中央値8サイクルで出現（頻度約2％）

■ ベバシズマブ

使用薬剤	Bmab：アバスチン®（ベバシズマブ）
投与サイクル	2週ごと（CapeOX，Capeと併用時は3週ごと）
投与法 (day 1)	①生食 50 mL：全開（本管） ②Bmab 5 mg/kg（CapeOX，Capeと併用時 7.5 mg/kg）＋生食 100 mL 　（初回90分，2回目60分，3回目以降30分） ③生食 50 mL：全開 ＊以下，mFOLFOX6，FOLFIRI，CapeOX などを続ける
主な有害事象 (すべての Grade)	出血（79.2％；鼻出血が最多），蛋白尿（59.2％），高血圧（51.7％），創傷治癒遅延（4.1％），血栓塞栓症（0.8％），消化管穿孔（0.6％）
注意点	単独での使用はしない．必ず FOLFOX，FOLFIRI，CapeOX などとの併用で用いられる

■ FOLFOX＋セツキシマブ，パニツムマブ

- FOLFOX にセツキシマブあるいはパニツムマブを併用する場合は，FOLFOX の前にそれぞれを投与する
- 投与法の実際はそれぞれの単剤療法の項を参照（p119）

2 FOLFIRI（＋ベバシズマブ，セツキシマブ，パニツムマブ，ラムシルマブ）

1）エビデンス

■ FOLFIRI±ベバシズマブ
（1次治療）
- 5-FU/LVへのイリノテカン（CPT-11）の併用でMSTの延長効果（14.8か月 vs 12.6か月）が示された（IFL療法）．その後BICC-C試験において，ベバシズマブ併用下でIFL療法に対するFOLFIRI療法の優越性が示された（MST：28.0か月 vs 19.2か月）[9]
- V308試験においてFOLFOX療法とFOLFIRI療法のクロスオーバーを行い，いずれを1次治療から用いても生存期間に差はないことが示されている[4]
- この結果，FOLFIRI±ベバシズマブ療法が1次治療の標準治療の1つとされた

■ FOLFIRI＋セツキシマブ
（1次治療）
- CRYSTAL試験での*KRAS*野生型症例において，FOLFIRI療法にセツキシマブを併用することにより奏効率（57％ vs 40％），PFS（9.9か月 vs 8.4か月），MST（23.5か月 vs 20.0か月）に上乗せ効果が示されている[10]

■ FOLFIRI＋パニツムマブ
（2次治療）
- 20050181試験において*KRAS*野生型症例に対し，FOLFIRI療法へのパニツムマブの併用によりPFSの有意な延長（5.9か月 vs 3.9か月）が得られた[11]

■ FOLFIRI＋ラムシルマブ
（2次治療）
- RAISE試験において，2次治療におけるFOLFIRI療法へのラムシルマブ併用によりMSTの有意な延長（13.3か月 vs 11.7か月）が得られた[12]
- ラムシルマブは2次治療におけるFOLFIRI療法との併用のみにエビデンスがある
- ラムシルマブは，血管内皮増殖因子受容体2（vascular endothelial growth factor receptor-2：VEGFR-2）に対するヒト型抗VEGFR-2

モノクローナル抗体であり,VEGF-A,VEGF-C,VEGF-D の VEGFR-2 への結合を阻害することにより,腫瘍血管新生を阻害すると考えられる

2) 投与の実際

■ FOLFIRI

使用薬剤	5-FU:フルオロウラシル l-LV:アイソボリン®(レボホリナート) CPT-11:トポテシン®,カンプト®(イリノテカン)
投与サイクル	2週ごと
投与法 (day 1〜2)	①生食 50 mL:全開(本管) ②グラニセトロンバッグ 1 mg+デカドロン® 6.6 mg:15 分 ③l-LV 200 mg/m²+5%ブドウ糖液 250 mL:2 時間 ④CPT-11 150 mg/m²+5%ブドウ糖液 250 mL:2 時間(側管;l-LV と同時) ⑤5-FU 400 mg/m²+生食 50 mL:全開 ⑥5-FU 2,400 mg/m²+5%ブドウ糖液(5-FU と合わせて全量 92 mL):インフューザーポンプで持続点滴静注(46 時間)
主な有害事象 (Grade 3〜4)	好中球減少(24%),悪心・嘔吐(23%),下痢(14%),粘膜炎(10%),発熱性好中球減少(7%),貧血(3%),脱毛(60%,Grade 1〜2)など
注意点	FOLFOX に比べて下痢,脱毛の頻度が高い

■ FOLFIRI+ラムシルマブ

使用薬剤	5-FU:フルオロウラシル l-LV:アイソボリン®(レボホリナート) CPT-11:トポテシン®,カンプト®(イリノテカン) RAM:サイラムザ®(ラムシルマブ)
投与サイクル	2週ごと
投与法 (day1〜2)	①生食 50 mL:全開(本管) ② RAM 8 mg/kg+生食 250 mL:1 時間 　蛋白質透過型のフィルター(0.2 または 0.22 ミクロン)を使用 ③生食 50 mL:全開 *以下,FOLFIRI を続ける
主な有害事象 (Grade3〜4)	好中球減少(38.4%),血小板減少(3.0%),下痢(10.8%),疲労(11.5%),高血圧(11.2%),無力症(3.8%),蛋白尿(3.0%),悪心(2.5%),発熱(0.4%)など
注意点	RAM による infusion reaction 予防のため,点滴開始時にヒスタミン H_1 受容体拮抗薬(例:レスタミン®錠(10 mg)5 錠)を服用

■ FOLFIRI+ベバシズマブ,セツキシマブ,パニツムマブ

- FOLFIRI にベバシズマブ,セツキシマブあるいはパニツムマブ

を併用する場合は，FOLFIRI の前にそれぞれを投与する
- 投与法の実際はそれぞれの単剤療法の項を参照(pp114, 119)

3 CapeOX(+ベバシズマブ)

1) エビデンス
(1次治療)
- NO16966 試験で FOLFOX 療法に対する非劣性が示された(PFS：8.0 か月 vs 8.5 か月, MST：19.8 か月 vs 19.6 か月). 同試験でベバシズマブの上乗せ効果も示された[5]

(2次治療)
- NO16967 試験で2次治療における FOLFOX 療法に対する非劣性が示された(MST：11.9 か月 vs 12.5 か月)[13]

2) 投与の実際

■ CapeOX

使用薬剤	Cape：ゼローダ®(カペシタビン) L-OHP：エルプラット®(オキサリプラチン)
投与サイクル	3週ごと
投与法	(day 1) ①(ライン確保)生食 50 mL：全開(本管) ②グラニセトロンバッグ 1 mg+デカドロン® 6.6 mg：15分 ③L-OHP 130 mg/m²+5%ブドウ糖液 250 mL：2時間 ④5%ブドウ糖液 50 mL：全開 (day 1〜14) Cape 1,000 mg/m²/回：1日2回(朝・夕)内服(2週内服1週休薬) *Cape 投与量 体表面積(m²)　　　1回用量　　　　　1日用量 1.36 未満　　　　　1,200 mg(4錠)　　2,400 mg(8錠) 1.36 以上 1.66 未満　1,500 mg(5錠)　　3,000 mg(10錠) 1.66 以上 1.96 未満　1,800 mg(6錠)　　3,600 mg(12錠) 1.96 以上　　　　　2,100 mg(7錠)　　4,200 mg(14錠)
主な有害事象 (Grade 3〜4)	好中球減少(15.5%), 知覚障害(17.2%), 血小板減少(6.9%), 下痢(3.4%), 手足症候群(1.7%), 悪心・嘔吐(1.7%)など
注意点	Cape 投与量は腎機能に応じ適宜減量中止する *Cape 減量基準 Ccr 値　>50 mL/分　　30〜50 mL/分　　<30 mL/分 　　　　減量なし　　　　25%減量　　　　投与不可

■ CapeOX＋ベバシズマブ

- CapeOX にベバシズマブを併用する場合は，CapeOX の前に投与する
- 投与法の実際はベバシズマブの項を参照(p114)

4 FOLFOXIRI（＋ベバシズマブ）

1) エビデンス

- GONO 試験において FOLFOXIRI 療法は FOLFIRI 療法に対して奏効率(66% vs 41%)，PFS(9.8 か月 vs 6.9 か月)，MST(22.6 か月 vs 16.7 か月)とも上回るが，好中球減少など有害事象の増強に注意が必要である[14]

2) 投与の実際

■ FOLFOXIRI

使用薬剤	5-FU：フルオロウラシル l-LV：アイソボリン®(レボホリナート) CPT-11：トポテシン®，カンプト®(イリノテカン) L-OHP：エルプラット®(オキサリプラチン)
投与サイクル	2週ごと
投与法 (day 1〜2)	①生食 50 mL：全開(本管) ②グラニセトロンバッグ 1 mg＋デカドロン® 6.6 mg：15分 ③l-LV 200 mg/m²＋5%ブドウ糖液 250 mL：2時間 ④CPT-11 165 mg/m²＋5%ブドウ糖液 250 mL：1時間(側管；l-LV と同時) ⑤L-OHP 85 mg/m²＋5%ブドウ糖液 250 mL：2時間(側管；l-LV と同時) ⑥5-FU 3,200 mg/m²＋5%ブドウ糖液(5-FU と合わせて全量 92 mL)：インフューザーポンプで持続点滴静注(46時間)
主な有害事象 (Grade 3〜4)	好中球減少(50%)，下痢(20%)，悪心・嘔吐(13%)，粘膜炎(5%)，貧血(3%)，末梢神経障害(2%)，血小板減少(2%)など
注意点	FOLFIRI に比し，好中球減少の頻度が有意に高い

■ FOLFOXIRI＋ベバシズマブ

- FOLFOXIRI にベバシズマブを併用する場合は，FOLFOXIRI の前に投与する
- 投与法の実際はベバシズマブの項を参照(p114)

5 セツキシマブ

1) エビデンス

(2次治療)

- BOND試験において,CPT-11不応例へのセツキシマブに対するCPT-11+セツキシマブの有効性が示されている(奏効率:22.9% vs 10.8%,PFS:4.1か月 vs 1.5か月)[15]. また,EPIC試験ではCPT-11単独に対してセツキシマブ併用でのPFSの延長が示されている(4.0か月 vs 2.6か月)[16]

(3次治療)

- NCIC CTG CO.17試験にて,3次治療における best support care(BSC)との比較でセツキシマブ単剤による延命効果が示された(MST:6.1か月 vs 4.6か月)[17]

2) 投与の実際

■セツキシマブ

使用薬剤	Cmab:アービタックス®(セツキシマブ)
投与サイクル	1週ごと
投与法(初回) (day 1)	①生食50 mL:全開(本管) ②デカドロン®6.6 mg+生食50 mL:30分 　開始時にレスタミン®錠(10 mg)5錠内服 ③Cmab 400 mg/m^2+生食500 mL:2時間 　(他の抗癌剤を継続する場合はこのあとに継続する)
投与法(2回目以降) (day 1)	①生食50 mL:全開(本管) ②デカドロン®6.6 mg+生食50 mL:30分 　開始時にレスタミン®錠(10 mg)5錠内服 ③Cmab 250 mg/m^2+生食200 mL:1時間 　(他の抗癌剤を併用する場合はこのあとに継続する)
主な有害事象 (すべてのGrade)	発疹・落屑(86.1%),皮膚乾燥(41.7%),疲労(37.8%),瘙痒(37.2%),下痢(18.1%),爪の変化(17.7%)など
注意点	RAS野生型症例のみに適応される

6 パニツムマブ

1) エビデンス

(3次治療)

- 20020408試験でのBSCとの比較で,奏効率(17% vs 0%),PFS(3.1か月 vs 1.8か月)に有意差を認めた[18]

2）投与の実際
■パニツムマブ

使用薬剤	Pmab：ベクティビックス®（パニツムマブ）
投与サイクル	2週ごと
投与法（初回） （day 1）	①生食 50 mL：全開（本管） ②デカドロン® 6.6 mg＋生食 50 mL：30分 ③Pmab 6 mg/kg＋生食 100 mL：1時間 　（他の抗癌剤を併用する場合はこのあとに継続する）
主な有害事象 （すべてのGrade）	紅斑（64％），ざ瘡様皮疹（62％），疲労（24％），食欲不振（22％），悪心（22％），下痢（21％），浮腫（10％）など
注意点	*RAS* 野生型症例のみに適応される

7　5-FU/LV（＋ベバシズマブ）

1）エビデンス
（1次治療）
- 1997年のde Gramontらの報告で，5-FU＋LVの大腸癌に対する有用性が証明された[19]
- AVF2192g試験において，5-FU＋LVに対するベバシズマブの上乗せ効果が示されている（PFS：9.2か月 vs 5.5か月）[20]

2）投与の実際
■ 5-FU/LV

使用薬剤	5-FU：フルオロウラシル l-LV：アイソボリン®（レボホリナート）
投与法① （本邦採用法） （day 1）	投与サイクル：6週連続投与，2週休薬の8週ごと ①生食 50 mL：全開（本管） ②l-LV 250 mg/m²＋生食 250 mL：2時間 ③5-FU 600 mg/m²＋生食 50 mL：全開（側管） ④生食 50 mL：全開
投与法② （de Gramont法） （day 1～2）	投与サイクル：2週ごと ①生食 50 mL：全開（本管） ②グラニセトロンバッグ 1 mg＋デカドロン® 6.6 mg：15分 ③l-LV 100 mg/m²＋5％ブドウ糖液 250 mL：2時間 ④5-FU 400 mg/m²＋生食 50 mL：全開 ⑤5-FU 600 mg/m²＋5％ブドウ糖液（5-FUと合わせて全量44 mL）：インフューザーポンプで持続点滴静注（22時間）
主な有害事象 （Grade 3～4）	下痢（28.5％），悪心（7.4％），嘔吐（6.7％），好中球減少（1.3％），口内炎（0.5％）など
注意点	大腸癌ではde Gramont法が頻用される

■ 5-FU/LV＋ベバシズマブ
- 5-FU/LV にベバシズマブを併用する場合は，5-FU/LV の前に投与する
- 投与法の実際はベバシズマブの項を参照（p114）

8 カペシタビン（＋ベバシズマブ）

1）エビデンス
（1次治療）
- 5-FU/LV 療法との比較で同等の効果が示されている（奏効率：18.9% vs 15.0%，PFS：5.2か月 vs 4.7か月，MST：13.2か月 vs 12.1か月）[21]

2）投与の実際
■ カペシタビン

使用薬剤	Cape：ゼローダ®（カペシタビン）
投与サイクル	3週ごと
投与法 (day 1〜14)	Cape 1,000 mg/m²/回：1日2回（朝・夕）内服 ＊Cape 投与量は CapeOX の項（⇒p117）を参照
主な有害事象 (Grade 3〜4)	高ビリルビン血症（20%），手足症候群（17%），下痢（11%），悪心・嘔吐（3%），口内炎（2%），好中球減少（2%）など
注意点	Cape 投与量は腎機能に応じ適宜減量中止 ＊Cape 減量基準は CapeOX の項（⇒p117）を参照

■ カペシタビン＋ベバシズマブ
- カペシタビンにベバシズマブを併用する場合は，カペシタビンの前に投与する
- 投与法の実際はベバシズマブの項を参照（p114）

9 レゴラフェニブ

1）エビデンス
（3次治療以降）
- CORRECT 試験において，標準的な化学療法（フッ化ピリミジン，L-OHP，CPT-11，ベバシズマブ，セツキシマブ，パニツムマブ）後の病勢進行例に対して，BSC と比較して有効性が示された（MST：6.4か月 vs 5.0か月）[22]

2）投与の実際
■レゴラフェニブ

使用薬剤	Reg：スチバーガ®（レゴラフェニブ）
投与サイクル	4週ごと
投与法 (day 1〜21)	Reg 160 mg/日：1日1回内服
主な有害事象 (すべてのGrade)	疲労(47%)，手足症候群(47%)，下痢(34%)，高血圧(28%)，発疹(26%)，高ビリルビン血症(9%)，蛋白尿(7%)など
注意点	①皮膚障害，肝障害の出現に注意 ②有害事象の出現は1コース目が最も頻度が高い

10 トリフルリジン・チピラシル(TAS-102)

1）エビデンス
（3次治療以降）
- RECOURSE試験において，難治例（フッ化ピリミジン，L-OHP，CPT-11で病勢進行）に対して，BSCと比較して有効性が示された(MST：7.1か月 vs 5.3か月)[23]

2）投与の実際
■TAS-102

使用薬剤	TAS-102：ロンサーフ®（トリフルリジン・チピラシル）
投与サイクル	4週ごと
投与法 (day 1〜14)	TAS-102 35 mg/m²/回：1日2回(朝・夕)内服 5日内服2日休薬を2回繰り返し，2週休薬
主な有害事象 (Grade 3〜4)	好中球減少(38%)，貧血(18%)，血小板減少(5%)，高ビリルビン血症(9%)，悪心・嘔吐(4%)，下痢(3%)など
注意点	骨髄抑制の出現に注意

● 文献

1) 大腸癌研究会(編)：大腸癌治療ガイドライン 医師用 2014年版．金原出版，2014
2) de Gramont A, et al：Leucovorin and fluorouracil with or without oxaliplatin as first-line treatment in advanced colorectal cancer. J Clin Oncol 2000；18：2938-2947
3) Goldberg RM, et al：A randomized controlled trial of fluorouracil plus leucovorin, irinotecan, and oxaliplatin combinations in patients with previously untreated metastatic colorectal cancer. J Clin Oncol 2004；22：23-30

4) Tournigand C, et al : FOLFIRI followed by FOLFOX6 or the reverse sequence in advanced colorectal cancer : a randomized GERCOR study. J Clin Oncol 2004 ; 22 : 229-237
5) Saltz LB, et al : Bevacizumab in combination with oxaliplatin-based chemotherapy as first-line therapy in metastatic colorectal cancer : a randomized phase Ⅲ study. J Clin Oncol 2008 ; 26 : 2013-2019
6) Giantonio BJ, et al : Bevacizumab in combination with oxaliplatin, fluorouracil, and leucovorin(FOLFOX4) for previously treated metastatic colorectal cancer : results from the Eastern Cooperative Oncology Group Study E3200. J Clin Oncol 2007 ; 25 : 1539-1544
7) Bokemeyer C, et al : Fluorouracil, leucovorin, and oxaliplatin with and without cetuximab in the first-line treatment of metastatic colorectal cancer. J Clin Oncol 2009 ; 27 : 663-671
8) Douillard JY, et al : Randomized, phase Ⅲ trial of panitumumab with infusional fluorouracil, leucovorin, and oxaliplatin(FOLFOX4) versus FOLFOX4 alone as first-line treatment in patients with previously untreated metastatic colorectal cancer : the PRIME Study. J Clin Oncol 2010 ; 28 : 4697-4705
9) Fuchs CS, et al : Randomized, controlled trial of irinotecan plus infusional, bolus, or oral fluoropyrimidines in first-line treatment of metastatic colorectal cancer : results from the BICC-C study. J Clin Oncol 2007 ; 25 : 4779-4786
10) Van Cutsem E, et al : Cetuximab and chemotherapy as initial treatment for metastatic colorectal cancer. N Engl J Med 2009 ; 360 : 1408-1417
11) Peeters M, et al : Randomized phase Ⅲ study of panitumumab with fluorouracil, leucovorin, and irinotecan(FOLFIRI) compared with FOLFIRI alone as second-line treatment in patients with metastatic colorectal cancer. J Clin Oncol 2010 ; 28 : 4706-4713
12) Tabernero J, et al : Ramucirumab versus placebo in combination with second-line FOLFIRI in patients with metastatic colorectal carcinoma that progressed during or after first-line therapy with bevacizumab, oxaliplatin, and a fluoropyrimidine(RAISE) : a randomised, double-blind, multicentre, phase 3 study. Lancet Oncol 2015 ; 16 : 499-508
13) Rothenberg ML, et al : Capecitabine plus oxaliplatin(XELOX) versus 5-fluorouracil/folinic acid plus oxaliplatin(FOLFOX-4) as second-line therapy in metastatic colorectal cancer : a randomized phase Ⅲ noninferiority study. Ann Oncol 2008 ; 19 : 1720-1726
14) Falcone A, et al : Phase Ⅲ trial of infusional fluorouracil, leucovorin, oxaliplatin, and irinotecan(FOLFOXIRI) compared with infusional fluorouracil, leucovorin, and irinotecan(FOLFIRI) as first-line treatment for metastatic colorectal cancer. the Gruppo Oncologico Nord Ovest. J Clin Oncol 2007 ; 25 : 1670-1676
15) Cunningham D, et al : Cetuximab monotherapy and cetuximab plus irinotecan in irinotecan-refractory metastatic colorectal cancer. N Engl J Med 2004 ; 351 : 337-345
16) Sobrero AF, et al : EPIC : phase Ⅲ trial of cetuximab plus irinotecan after

fluoropyrimidine and oxaliplatin failure in patients with metastatic colorectal cancer. J Clin Oncol 2008 ; 26 : 2311-2319
17) Jonker DJ, et al : Cetuximab for the treatment of colorectal cancer. N Engl J Med 2007 ; 357 : 2040-2048
18) Van Cutsem E, et al : Open-label phase III trial of panitumumab plus best supportive care compared with best supportive care alone in patients with chemotherapy-refractory metastatic colorectal cancer. J Clin Oncol 2007 ; 25 : 1658-1664
19) de Gramont A, et al : Randomized trial comparing monthly low-dose leucovorin and fluorouracil bolus with bimonthly high-dose leucovorin and fluorouracil bolus plus continuous infusion for advanced colorectal cancer : a French intergroup study. J Clin Oncol 1997 ; 15 : 808-815
20) Kabbinavar FF, et al : Addition of bevacizumab to bolus fluorouracil and leucovorin in first-line metastatic colorectal cancer : results of a randomized phase II trial. J Clin Oncol 2005 ; 23 : 3697-3705
21) Van Cutsem E, et al : Oral capecitabine compared with intravenous fluorouracil plus leucovorin in patients with metastatic colorectal cancer : results of a large phase III study. J Clin Oncol 2001 ; 19 : 4097-4106
22) Grothey A, et al ; CORRECT Study Group : Regorafenib monotherapy for previously treated metastatic colorectal cancer(CORRECT) : an international, multicentre, randomised, placebo-controlled, phase 3 trial. Lancet 2013 ; 381 : 303-312
23) Mayer RJ, et al : Randomized trial of TAS-102 for refractory metastatic colorectal cancer. N Engl J Med 2015 ; 372 : 1909-1919

〔前田義治〕

11 大腸癌治療における救急処置

A 閉塞性大腸癌

1 疫学[1,2)]

全大腸癌の約10％にみられ，大腸救急疾患の約85％を占める．

2 症状

腹部膨満，腹痛，排ガス停止が主な症状である．

3 診断

- 腹部単純X線：大腸の著明な拡張と途絶を認め，閉塞部位のおおよその同定も可能
- 腹部CT：原発巣は拡張した大腸と拡張のない大腸の間に腫瘤性病変として描出されることが多いが，CTで描出されないこともある

下行結腸癌イレウスの単純X線像

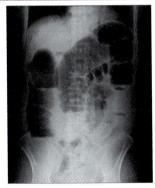

著明な大腸拡張と下行結腸でのガス像途絶を認める

4 治療

可及的すみやかな腸管減圧と原発巣の切除が求められるが，患者

の状態に合わせて減圧法や術式を検討する必要がある．切迫破裂と診断すれば緊急手術を考慮しなければいけない．各種腸管減圧法の特徴とステント挿入のCROSS分類，治療ストラテジーを以下に示す．

◆ **各種腸管減圧法の利点と欠点**

	大腸ステント	経肛門イレウス管	ストーマ造設
利点	・すみやかな減圧 ・減圧後の経口摂取可能 ・一時帰宅可能 ・1期的手術可能	・手技が簡便	・確実な減圧 ・減圧後の経口摂取可能 ・一時帰宅可能
欠点	・腫瘍学的長期成績が不明 ・穿孔・ステント逸脱	・減圧不良や遅延→2期的手術 ・用手的腸管洗浄が必要 ・肛門違和感 ・一時帰宅不可→長期入院 ・穿孔	・2～3期的手術 ・ストーマ造設に起因するさまざまな不安

◆ **大腸閉塞スコア(the colorectal obstruction scoring system：CROSS)**

経口摂取状態	スコア
継続的な腸管減圧を要する	0
経口摂取不能	1
水分，経腸栄養剤もしくは完全流動食*が摂取可能	2
食事(低残渣/粥/普通食)摂取可能で，腸管閉塞症状**あり	3
食事(低残渣/粥/普通食)摂取可能で，腸管閉塞症状なし	4

*：完全流動食とは，ストローなどで飲める状態のものを指す
**：腸管閉塞症状とは，食事により引き起こされる腹痛，腹部膨満，悪心，嘔吐，便秘および下痢を指す
〔大腸ステント安全手技研究会ホームページ(http://colon-stent.com/001_mainpage_ja.html)より一部改変〕

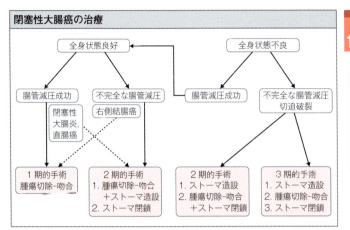

　当院では，大腸術前ステント(bridge to surgery：BTS)を第1選択とし，減圧後に待機手術を行う．ステント下縁が歯状線から2 cm以下になる症例や，屈曲が強くステント留置が困難な症例では経肛門イレウス管を選択する．切迫破裂と診断すれば緊急手術を考慮しなければいけない．ただし，欧州消化器内視鏡学会のガイドラインでは，BTSは，一定の確率で発生する穿孔が局所再発や腹膜播種を惹起する可能性が高いために推奨できないとしている．患者へのインフォームド・コンセントの際は，欧州ガイドラインでは推奨されていないが本邦における背景(著しく低い穿孔率)との相違があること，長期的予後については世界的にも本邦においても十分なデータはないことを説明する必要がある．

● 文献

1) Deans GT, et al：Malignant obstruction of the left colon. Br J Surg 1994；81：1270-1276
2) Yeo HL, et al：Colorectal emergencies：review and controversies in the management of large bowel obstruction. J Gastrointest Surg 2013；17：2007-2012

（中野大輔）

B 出血

 血便や貧血精査で発見される大腸癌は多いが,実際に緊急止血処置が必要となる大腸癌に遭遇することはまれである.腫瘍からの出血に対する止血処置は外科的切除に勝るものはないが,一般的な内視鏡的止血術について述べる.

1 薬剤散布法

 0.1%ボスミン®やトロンビンなどの止血薬を出血部に散布する.

2 局注法

 無水エタノールやHSE(高張ナトリウム・エピネフリン)を露出血管周囲に注入する.

3 凝固法

 アルゴンプラズマ凝固(APC)や高周波(バイポーラ)による凝固を行う.

4 クリップ法

 出血部を直接把持し止血する.組織が脆弱な腫瘍からの出血では適応とならない.

(中野大輔)

C 腹膜炎

 大腸癌患者の強い腹痛をみたら,積極的に穿孔による腹膜炎を疑いX線や緊急CT検査を行う必要がある.その際重要になるのは腹部の触診所見で,腹膜刺激症状の「反跳痛(rebound tenderness)」と「筋性防御(defense)」がある場合には腹膜炎を強く疑う.

1 フロー

大腸癌患者の腹痛におけるフローチャート

```
腹痛患者
  ↓
バイタルサインをチェック
  ↓
腹部診察で腹膜刺激症状        なし    厳重経過観察とするが,はっきりしない場合は
「反跳痛」「筋性防御」を確認   →      採血,CT検査を施行
  ↓ あり
```

- 心電図モニタ装着
- 最低2ルートを確保し細胞外液の輸液を開始.ショックであればノルアドレナリンの投与を開始
- 血液ガス検査を含む血算・生化・凝固・血液型・感染症検査(手術を見据えた検査)
- 血液培養2セットののち広域スペクトラムの抗菌薬投与開始
- 胸部・腹部X線(腹痛が強い場合には無理に立位をとらない)
- 緊急CT

CTの所見でfree airや腹腔内膿瘍などがあれば緊急手術を検討
術後はICU管理が必要

2 原因

大腸癌患者の腹膜炎の原因としては,以下のものが考えられる.
- 腫瘍の穿孔,あるいは腫瘍のすぐ口側の穿孔
- ステント留置症例におけるステントに関連した穿孔
- 経肛門イレウス管による穿孔
- 内視鏡的治療(EMR,ESD)の合併症としての穿孔
- 化学療法中のベバシズマブによる消化管穿孔
- 肝転移巣の破裂による腹膜炎

3 pitfalls

- 大腸穿孔では腹膜炎から敗血症,播種性血管内凝固症候群(DIC),多臓器不全の経過をたどり死亡に至ることが少なくなく,12.1〜32.5%の術後合併症による死亡率が報告されている
- 注意すべき点としては,大腸癌による穿孔では「被覆穿孔」と呼ばれる穿孔形式が多い点である.これは,腫瘍部の潰瘍が虚血となり自壊して生じる,比較的ゆっくりとした経過の穿孔であり,大

網や他の臓器で穿孔部位が「被覆」されるため汎発性の腹膜炎とならず，腹痛も限局しており発見が遅れることが多い
- 腹部の診察は検者によって所見のとり方が大きく異なるため，迷ったら必ず<u>外科</u>の<u>上級医</u>に診察を依頼すること
- PMX-DHP（ポリミキシンB固定化カラムによる直接血液灌流法）は下部消化管穿孔などによって起こるエンドトキシン血症において，エンドトキシンの吸着を目的として行われる血液浄化療法の1つである．エンドトキシンとは，グラム陰性桿菌の外膜に存在するリポポリサッカライド（LPS）のことであり，血中に入ると血圧を低下させたり発熱させたりする．使用時には透析療法に長けた腎臓内科医などに依頼し施行してもらう．経験的には使用後に循環動態が安定し血圧上昇，尿量増加に寄与するが，エビデンスは十分でない．保険適用はあるため当院では大腸穿孔患者には積極的に使用している

4 術式の選択

さまざまな報告があるが，最優先すべきことは患者を腹膜炎から救命することである．そのため癌に対する根治的な手術，つまりD2またはD3のリンパ節郭清を含めた手術は，バイタルサインや全身状態が許すときに限って行うべきである．全身状態が許さない場合には，まずはストーマ造設，洗浄ドレナージのみを行い，全身状態の回復を待って術後に再度大腸癌に対する根治手術を行う．

● 文献
1）清水輝久，他：大腸癌穿孔の病態と診断・治療戦略．日本腹部救急医学会雑誌 2010；30：779-786
2）吉川卓郎，他：大腸穿孔性腹膜炎の治療成績からみた大腸癌穿孔に対する治療戦略．癌と化学療法 2014；41：1725-1727

（中山祐次郎）

D 疼痛

大腸癌に関連する疼痛は「がん疼痛」と呼ばれるものや，腫瘍の穿孔による腹膜炎の痛み，腸閉塞による腸管が拡張した痛みなどがある．本項では救急処置としての疼痛コントロールを解説する〔緩和

医療としての俯瞰的な疼痛コントロールは16章「緩和医療」(p184)を参照のこと〕.

1 フロー

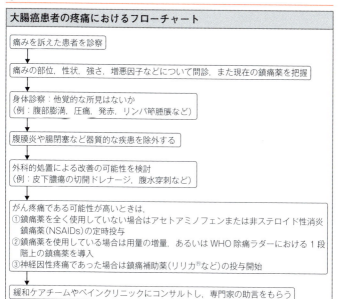

2 pitfalls

- 癌患者であっても,癌と無関係な虫垂炎や胃潰瘍,心筋梗塞などの疾患になりうる.そのため,疼痛の原因をまず癌以外から考え,rule out(除外診断)する
- 3か月間CT検査を施行していない場合は,必ずCT検査も施行する.骨転移や播種など,新しい再発巣が疼痛の原因となっている可能性もありうるからである
- 外科的処置による改善の可能性の検討は必ず行う.担癌患者は免疫能が低下し易感染状態であり,膿瘍形成などが起こりうる.そのような場合はオピオイドは効きづらいが,ドレナージ1回で疼痛がなくなることもある

- 2013年に新たに販売開始されたアセトアミノフェンの点滴静注薬「アセリオ®」は，従来からある内服の剤形よりも高用量投与が可能で鎮痛効果が強いため，NSAIDsと並び1つ目の鎮痛薬として積極的に使用すべきである．過去の「アセトアミノフェンは効きづらい」というイメージは払拭されるだろう．投与の際は肝障害に注意すること
    - アセリオ®の疼痛に対する適応は以下の通りである．「通常，成人にはアセトアミノフェンとして，1回300〜1,000 mgを15分かけて静脈内投与し，投与間隔は4〜6時間以上とする．なお，年齢，症状により適宜増減するが，1日総量として4,000 mgを限度とする．ただし，体重50 kg未満の成人にはアセトアミノフェンとして，体重1 kgあたり1回15 mgを上限として静脈内投与し，投与間隔は4〜6時間以上とする．1日総量として60 mg/kgを限度とする．」[1]
    - なお，投与後の肝障害の発生には注意するよう添付文書上でも「警告」で扱われている．また重篤な肝障害患者には禁忌である．薬剤はバッグではなくバイアル製剤（瓶）だが，海外で製造し船で輸送するためこの形になっている．使用時は空気抜きのための針が必要である
- 疼痛がきわめて強い場合で，鎮痛薬以外での除痛が不可能であると画像的に確定している場合には，十分な説明のうえで初期からのオピオイド投与もためらわず行うべきである．WHO除痛ラダーに則ってゆっくりと数日かけて鎮痛薬のレベルを上げるのではなく，早急に除痛を行う努力が肝要である
- 疼痛により救急外来を受診する患者は，「痛みのせいで」不眠，経口摂取不良となり結果として全身状態が不良となっていることが多いため，がん疼痛を理由とした緊急入院とし疼痛コントロールが良好になるまでは入院継続とすべきである
- 救急で診察し担当する医師は内科または外科医であることが多いが，翌日には必ず専門家にもコンサルトすること．具体的には，緩和ケアチームやペインクリニックの麻酔科医，また骨転移に対する緩和照射を行う放射線科医，脊椎転移の場合に緊急除圧を行ったり病的骨折の処置を行う整形外科医などである
- 「痛み」とは常に主観的なものであり，患者が痛みを訴えたら痛い

のである.「画像的に痛いはずはない」などという判断は避けるべきである

● **文献**

1) アセリオ®静注液 1,000 mg 添付文書. テルモ
2) 日本緩和医療学会緩和医療ガイドライン作成委員会(編):がん疼痛の薬物療法に関するガイドライン 2010 年版. 金原出版, 2010

〔中山祐次郎〕

12 全身化学療法の副作用対策

本章では,主要レジメン別に各レジメンに含まれる薬剤における投与前チェックポイント,および注意すべき副作用とその対策について記載した.詳しくは各薬剤の添付文書,適正使用ガイドを参照すること.なお,レジメン別の副作用頻度については10章G「全身化学療法」の項を参照(p110).

1 mFOLFOX6

1) 投与前チェックポイント

①投与開始基準[1,2)]

種類	程度
好中球数	1,500/mm^3 以上
血小板数	75,000/mm^3 以上

②禁忌(オキサリプラチン)
- 機能障害を伴う重度の感覚異常または知覚不全のある患者
- 本剤の成分または他の白金を含む薬剤(シスプラチン,カルボプラチンなど)に対し過敏症の既往歴のある患者

③減量基準[2)]
前回投与後に発現した有害事象により判断する.

種類	最悪時の程度	次回投与量
好中球数	500/mm^3 未満	オキサリプラチンを 65 mg/m^2 に減量,5-FU を 20%減量(急速静注,持続静注ともに)
血小板数	50,000/mm^3 未満	
消化器系有害事象	Grade 3 以上	

④臓器障害時の減量基準

種類	減量基準
腎障害	オキサリプラチン:Ccr<30 mL/分で投与不可
肝障害	5-FU:T-Bil>5.0 mg/dL で投与不可

⑤その他
- 併用禁忌:S-1
- 併用注意:
  - フェニトイン:5-FU がフェニトインの血中濃度を上昇させる
  - ワルファリン:5-FU がワルファリンの作用を増強させることがある

2）副作用対策
①過敏反応（オキサリプラチン）
- 症状：発疹，瘙痒，気管支けいれん，呼吸困難，血圧低下など
- 発現率：アレルギー反応 8.9％，アナフィラキシー 2.0％
- 発現時期：80％が投与 30 分以内に出現
- 発現までの投与量：中央値 613 mg/m^2（66〜4,227 mg/m^2），特に累積投与量 401〜900 mg/m^2 で発現する場合が多い
- 発現までのサイクル数：中央値 8 サイクル（1〜28 サイクル）
- マネジメント：投与中止，アナフィラキシーへの対応

②末梢神経障害（オキサリプラチン）
- 用量規制因子（dose limiting factor：DLF）
- 症状：
  - 急性：投与直後から 1〜2 日以内，一過性
    しびれ，刺すような痛み，疼痛，感覚不全，感覚異常（咽喉頭の感覚異常など）
    低温に曝露することにより誘発または悪化
  - 持続性：14 日以上持続
    用量依存性（累積投与量 850 mg/m^2 で 10％，1,020 mg/m^2 で 20％発現）
    手足などのしびれ
    文字が書きにくい，ボタンをかけにくい，飲みにくい，歩きにくい
- 重症度

◆ 末梢神経障害の Grade 分類（CTCAE v4.0）[3]

	Grade 1	Grade 2	Grade 3	Grade 4	Grade 5
末梢性運動ニューロパチー	症状がない；臨床所見または検査所見のみ；治療を要さない	中等度の症状がある；身の回り以外の日常生活動作の制限	高度の症状がある；身の回りの日常生活動作の制限；補助具を要する	生命を脅かす；緊急処置を要する	死亡
末梢性感覚ニューロパチー	症状がない，深部腱反射の低下または知覚異常	中等度の症状がある；身の回り以外の日常生活動作の制限	高度の症状がある；身の回りの日常生活動作の制限	生命を脅かす；緊急処置を要する	死亡

〔出典：有害事象共通用語規準 v4.0 日本語訳 JCOG 版（http://www.jcog.jp）より引用〕

- 発現率：45.5％，重篤なもの1.38％[2)]
- 発現時期：最悪時までのサイクル数中央値は10サイクル．ただし初期から最悪となる場合もある
- マネジメント：
  a. 予防：
     - 十分な問診による早期発見
     - 急性症状に対しては寒冷刺激を避けるよう指導する
  b. Grade 2を目安に休薬し，症状改善が得られたら再開（stop and go方式）

◆ オキサリプラチンの減量・休薬基準（参考：LOHP-PI/II-03試験）[2)]

副作用	持続期間	1〜7日間	8日間以上	当該サイクル中に消失せず
末梢神経症状	Grade 1	減量なし	減量なし	減量なし
	Grade 2	減量なし	減量なし	65 mg/m² に減量
	Grade 3	減量なし	65 mg/m² に減量	投与中止
	Grade 4	投与中止	投与中止	投与中止
急性の咽頭喉頭感覚異常		点滴時間を2時間→6時間へ延長		

Grade は CTCAE v3.0 による

③その他（5-FU）
- 手足症候群〔カペシタビンの項（p139）を参照〕
- 口内炎：口腔内清潔，うがいの励行

2 FOLFIRI

1）投与前チェックポイント
①投与開始基準

種類	程度
好中球数	3,000/mm³ 以上
血小板数	100,000/mm³ 以上

②禁忌〔イリノテカン（CPT-11）〕
- 腸管麻痺，腸閉塞のある患者
- 多量の腹水・胸水のある患者
- 間質性肺炎または肺線維症の患者
- 黄疸のある患者
- 本剤の成分に対し過敏症の既往歴のある患者

③減量基準[4]

前回投与後に発現した有害事象により判断する.

種類	最悪時の程度	次回投与量
好中球数	1,000/mm³ 未満	CPT-11 を 20～25%減量にて再開
白血球数	2,000/mm³ 未満	
下痢	Grade 3 以上	

④臓器障害時の減量基準

種類	減量基準
肝障害	5-FU：T-Bil>5.0 mg/dL で投与不可 CPT-11：T-Bil>2.1 mg/dL で 50～65%の減量を考慮

⑤その他
- 併用禁忌：S-1, アタザナビル
- 併用注意：
  - CYP3A4 阻害薬：骨髄抑制, 下痢などの副作用が増強する可能性
  - CYP3A4 誘導薬：CPT-11 の活性代謝物(SN-38)の血中濃度が低下し, 作用が減弱する可能性
  - フェニトイン, ワルファリン：mFOLFOX6 の項(p134)参照
- SN-38 の代謝酵素である UDP グルクロン酸転移酵素(UGT)の 2 つの遺伝子多型(*UGT1A1*6, UGT1A1*28*)をホモ接合体またはいずれもヘテロ接合体としてもつ患者では, SN-38 の代謝が遅延することにより重篤な副作用(特に好中球減少)発現の可能性が高くなる(*UGT* 遺伝子多型検査は保険適用)

2) 副作用対策
①下痢(CPT-11)
- 用量規制因子(DLF)
- 発現率：41.7%(高度なもの 10.1%)[4]
- 発現時期：投与開始 3 週間以内に 80%が出現
  - 早発型：投与中, 投与直後に発現. コリン作動性で多くは一過性で, 抗コリン薬が有効
  - 遅発型：投与 24 時間以降に発現. SN-38 による腸管粘膜障害に基づく
- マネジメント：ロペラミドなどの止痢薬投与, 輸液・電解質補充

② 手足症候群, 口内炎 (5-FU)
- mFOLFOX6 の項 (p136) 参照

3 CapeOX

1) 投与前チェックポイント
① 投与開始基準

種類	程度
好中球数	1,500/mm³ 以上
血小板数	75,000/mm³ 以上

② 禁忌 (オキサリプラチン)
mFOLFOX6 の項 (p134) を参照.

③ 減量基準[5]
前回投与後に発現した有害事象により判断する.

血液毒性	発現回数	カペシタビン	オキサリプラチン
Grade 3	1	減量段階1*	100 mg/m²
	2	減量段階2*	85 mg/m²
Grade 4	1	投与中止もしくは減量段階2*	投与中止もしくは 85 mg/m²

*カペシタビンの減量時1回投与量

体表面積 (m²)	初回投与量	減量段階1	減量段階2
1.36 未満	1,200 mg (4錠)	900 mg (3錠)	600 mg (2錠)
1.36 以上 1.41 未満	1,500 mg (5錠)		
1.41 以上 1.51 未満		1,200 mg (4錠)	
1.51 以上 1.66 未満			
1.66 以上 1.81 未満	1,800 mg (6錠)		900 mg (3錠)
1.81 以上 1.96 未満			
1.96 以上 2.11 未満	2,100 mg (7錠)	1,500 mg (5錠)	
2.11 以上			1,200 mg (4錠)

④ 臓器障害時の減量基準

種類	減量基準
腎障害	カペシタビン: Ccr>50 mL/分減量なし, 30~50 mL/分25%減量, <30 mL/分投与不可 オキサリプラチン: Ccr<30 mL/分投与不可

⑤ その他
- 併用禁忌: S-1

- 併用注意：
  - フェニトイン，ワルファリン：mFOLFOX6 の項参照(p134)
  - トリフルリジン・チピラシル(TAS-102)：副作用が増強するおそれがある

2) 副作用対策

①手足症候群(カペシタビン)

- 用量規制因子(DLF)
- 症状：
  - 好発部位：四肢末端(手，足，爪)
  - 紅斑，色素沈着から疼痛を伴う発赤・腫脹，水疱，びらん，角化・落屑
  - 知覚過敏，歩行困難，物がつかめないなどの機能障害
- 重症度

手足皮膚反応の Grade 分類

CTCAE v3.0 の Grade	
1	疼痛を伴わない軽微な皮膚の変化または皮膚炎(例：紅斑)
2	機能障害のない皮膚の変化(例：角層剥離，水疱，出血，腫脹)または疼痛
3	潰瘍性皮膚炎または疼痛による機能障害を伴う皮膚の変化

Grade 1

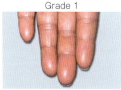

皮膚の紅斑と知覚過敏，無痛性

Grade 2

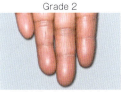

腫脹を伴った紅斑で疼痛を伴うが日常生活に問題なし

Grade 2

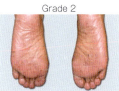

腫脹を伴った紅斑で疼痛を伴うが日常生活に問題なし

Grade 3

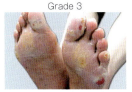

亀裂，潰瘍などによる強い痛みで歩行困難となる

(写真はゼローダ®適正使用ガイド，p43，中外製薬より)

- 発現率：77.6％（Grade 3 1.7％）[5]
- 発現時期：Grade 1 以上は中央値 57.0 日（9〜225 日），Grade 2 以上は中央値 113.0 日（39〜379 日）[5]
- マネジメント：
  a. 予防：手足の安静，保湿剤塗布，ステロイド外用薬塗布
  b. 減量・休薬

◆ 手足症候群発現時のカペシタビンの減量・休薬基準[6]

手足症候群の Grade	休薬・減量・再開
Grade 1	休薬・減量不要 慎重に経過観察 投与継続
Grade 2	発現 1 回目：Grade 0〜1 に軽快するまで休薬 　　　　　　回復後，休薬前の用量で治療再開 発現 2 回目以上：Grade 3 以上に準じる
Grade 3 以上	Grade 0〜1 に軽快するまで休薬 回復後，1 段階減量して治療再開

Grade は CTCAE v3.0 による

②末梢神経障害（オキサリプラチン）

- 発現率：93.1％（Grade 3 17.2％）[5]
- マネジメント：mFOLFOX6 の項（p136）参照

◆ オキサリプラチンの減量・休薬基準（参考：JO19380 試験）[2]

副作用		持続期間 1〜7 日間	8〜21 日間	22 日以上持続
末梢神経症状	Grade 2	減量なし	減量なし	100 mg/m² に減量
	Grade 3	減量なし	100 mg/m² に減量	投与中止
	Grade 4	投与中止	投与中止	投与中止
急性の咽頭喉頭感覚異常		点滴時間を 2 時間→6 時間へ延長		

Grade は CTCAE v3.0 による

4 ベバシズマブ

1)投与前チェックポイント
①投与開始基準
- 本剤はフッ化ピリミジン系薬剤を含む他の抗悪性腫瘍薬との併用で用いる
- 禁忌:喀血(2.5 mL以上の鮮血の喀出)の既往のある患者
- 慎重投与:消化管など腹腔内の炎症,術創が治癒していない,脳転移,先天性出血素因・凝固系異常,抗凝固薬投与,血栓塞栓症の既往,高血圧症,うっ血性心不全・冠動脈疾患などの合併

②減量基準
- 副作用対策(次項)を参照

③臓器障害時の減量基準
- 減量基準規定なし

2)副作用対策
①高血圧
- 発現率:13.5%(重篤0.4%)[7]
- 発現時期:投与初期から発現
- マネジメント:
  a. 血圧がコントロール可能になるまで休薬.コントロール不能,高血圧性脳症,高血圧性クリーゼが現れた場合は投与中止
  b. 降圧薬としてはアンジオテンシン変換酵素(ACE)阻害薬,アンジオテンシンⅡ受容体拮抗薬(ARB)が推奨

②出血
- 発現率:11.8%(重篤1.34%)[7]
- 症状:
  - 腫瘍関連出血を含む,消化管出血(吐下血),肺出血(血痰,喀血),脳出血など
  - 粘膜出血:鼻出血(最多),歯肉出血,腟出血など
- 発現時期:一定の傾向はない
- マネジメント:重度の出血が発現した場合は投与を中止し,再投与は行わない

③蛋白尿
- 発現率:4.6%(重篤0.11%)[7]
- 発現時期:一定の傾向はない

- マネジメント：定期的な尿蛋白の測定

◆ 蛋白尿発現時の休薬・中止規定（国内臨床試験）[7]

Grade 1 (1+ または 0.15〜1.0 g/日)	Grade 2 (2+〜3+ または 1.0〜3.5 g/日)	Grade 3 (4+ または >3.5 g/日)	Grade 4 (ネフローゼ症候群)
投与継続可能	Grade1に回復するまで休薬		投与中止

Grade は CTCAE v3.0 による

④消化管穿孔・瘻孔
- 発現率：穿孔 0.93%（全例重篤），瘻孔 0.33%（重篤 0.3%）[7]
- 発現時期：一定の傾向はない．半年以上での発症もみられる．主な穿孔部位は下部消化管
- マネジメント：消化管穿孔，瘻孔と診断された場合は投与を中止し，再投与はしない．腹痛を認めた場合は消化管穿孔を鑑別診断に挙げる

⑤創傷治癒遅延
- 発現率：1.48%（重篤 0.41%）[7]
- 発現時期：一定の傾向はない
- マネジメント：異常がみられた場合は投与を中止し，創傷が治癒するまで再開しない．大きな手術では，術前6週までに投与を中止し，術後の服薬再開は4週間以上経過が目安

⑥血栓塞栓症
1 動脈血栓塞栓症
- 症状：脳血管発作，一過性脳虚血発作（TIA），脳虚血，脳梗塞，心筋梗塞，狭心症など
- 発現率：0.37%（重篤 0.33%）[7]
- 発現時期：一定の傾向なし
- マネジメント：異常がみられた場合は投与を中止し，適切な処置を行う．再投与しない

2 静脈血栓塞栓症
- 症状：深部静脈血栓症，肺塞栓症など
- 発現率：1.34%（全例重篤）[7]
- 発現時期：一定の傾向なし
- マネジメント：異常がみられた場合は投与を中止し，適切な処

置を行う

⑦可逆性後白質脳症症候群
- 症状：けいれん発作，頭痛，精神状態変化，視覚障害，皮質盲など
- 発現率：0.04％（重篤）[7]
- マネジメント：本疾患が疑われた場合は投与中止．MRIなどの画像診断を実施

⑧その他[7]
- ショック・アナフィラキシー(1.9％)，うっ血性心不全(0.1％未満)，間質性肺炎(0.4％)，血栓性微小血管症（頻度不明）

5 セツキシマブ/パニツムマブ

1) 投与前チェックポイント

①投与開始基準
- RAS 遺伝子変異のない患者に適応
- 慎重投与：間質性肺炎・肺線維症の既往・合併，心疾患の既往・合併

②減量基準
- 副作用対策（次項）を参照

③臓器障害時の減量基準
- 減量基準規定なし

2) 副作用対策

①infusion reaction
- 症状：
  - 軽度〜中等度：悪寒，発熱，浮動性めまいなど
  - 重度：呼吸困難，気管支けいれん，蕁麻疹，低血圧，意識消失またはショック，まれに心筋梗塞，心停止

- 重症度

◆ infusion related reaction(注入に伴う反応)の Grade 分類(CTCAE v4.0)[3]

Grade 1	Grade 2	Grade 3	Grade 4	Grade 5
軽度で一過性の反応;点滴の中断を要さない;治療を要さない	治療または点滴の中断が必要.ただし症状に対する治療(例:抗ヒスタミン薬,NSAIDs,麻薬性薬剤,静脈内輸液)にはすみやかに反応する;≦24時間の予防的投薬を要する	遅延(例:症状に対する治療および/または短時間の点滴中止に対してすみやかに反応しない);一度改善しても再発する;続発症により入院を要する	生命を脅かす;緊急処置を要する	死亡

〔出典:有害事象共通用語規準 v4.0 日本語訳 JCOG 版(http://www.jcog.jp)より引用〕

- 発現頻度

◆ infusion reaction の発現頻度[8, 9]

	国内臨床試験		海外臨床試験		総計	
	全 Grade	Grade 3 以上	全 Grade	Grade 3 以上	全 Grade	Grade 3 以上
セツキシマブ	23.1%	0%	13.2%	2.4%	13.3%	2.4%
パニツムマブ	1.5%	0%	3.4%	0.5%	3.3%	0.5%

- 発現時期:初回投与中または投与終了1時間以内
- マネジメント:
  a. 予防:セツキシマブでは投与前に抗ヒスタミン薬〔レスタミン®錠(10 mg)5錠内服など〕を投与
  副腎皮質ホルモンを前投与すると infusion reaction が軽減されることがある
  パニツムマブでは前投与は必須ではない

b. 重症度別のマネジメント

◆ infusion reaction 発現時の重症度別マネジメント[8,9]

Infusion reaction の Grade	マネジメント
Grade 1	投与速度を減速* →反応良好→投与継続(減速した投与速度) →反応不良→投与中止(再投与しない) 次回以降プレメディケーションの強化を考慮
Grade 2	投与中断,症状に応じての治療** →症状軽快 →患者の状態により投与再開の可否を検討 →投与再開の場合は投与速度を減速* 次回以降プレメディケーションの強化を考慮
Grade 3 以上	投与中止,症状に応じての治療** 再投与はしない

*:投与速度を50%に減速
**:症状に応じて NSAIDs,気管支拡張薬,抗ヒスタミン薬,副腎皮質ホルモン,アドレナリン,輸液,昇圧薬,酸素などの投与を行う

②皮膚障害

- 症状:ざ瘡様皮疹,皮膚乾燥,瘙痒症,爪囲炎など

投与経過における皮膚障害の発現時期

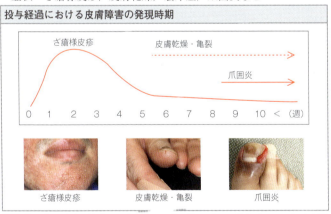

ざ瘡様皮疹　　皮膚乾燥・亀裂　　爪囲炎

[図は Van Cutsem E:Challenges in the use of epidermal growth factor receptor inhibitors in colorectal cancer. Oncologist 2006;11:1010-1017 より引用.写真は抗 EGFR 抗体製剤による皮膚障害アトラス(http://www.vectibix-takeda.com/pdf/hifuatlas.pdf)より引用]

- 重症度

◆ 皮膚障害の Grade 分類(CTCAE v4.0)[3]

	Grade 1	Grade 2	Grade 3	Grade 4	Grade 5
ざ瘡様皮疹	体表面積の<10%を占める紅色丘疹および/または膿疱で,そう痒や圧痛の有無は問わない	体表面積の10~30%を占める紅色丘疹および/または膿疱で,そう痒や圧痛の有無は問わない;社会心理学的な影響を伴う;身の回り以外の日常生活動作の制限	体表面積の>30%を占める紅色丘疹および/または膿疱で,そう痒や圧痛の有無は問わない;身の回りの日常生活動作の制限;経口抗菌薬を要する局所の重複感染	紅色丘疹および/または膿疱が体表のどの程度の面積を占めるかによらず,そう痒や圧痛の有無も問わないが,静注抗菌薬を要する広範囲の局所の二次感染を伴う;生命を脅かす	死亡
そう痒症	軽度または限局性;局所治療を要する	激しいまたは広範囲;間欠性;搔破による皮膚の変化(例:浮腫,丘疹形成,擦過,苔癬化,滲出/痂皮);内服治療を要する;身の回り以外の日常生活動作の制限	激しいまたは広範囲;常時;身の回りの日常生活動作や睡眠の制限;経口副腎皮質ステロイドまたは免疫抑制療法を要する	—	—
皮膚乾燥	体表面積の<10%を占めるが紅斑やそう痒は伴わない	体表面積の10~30%を占め,紅斑またはそう痒を伴う;身の回り以外の日常生活動作の制限	体表面積の>30%を占め,そう痒を伴う;身の回りの日常生活動作の制限	—	—
爪囲炎	爪襞の浮腫や紅斑;角質の剝脱	局所的処置を要する;内服治療を要する(例:抗菌薬/抗真菌薬/抗ウイルス薬);疼痛を伴う爪襞の浮腫や紅斑;滲出液や爪の分離を伴う;身の回り以外の日常生活動作の制限	外科的処置や抗菌薬の静脈内投与を要する;身の回りの日常生活動作の制限		

〔出典:有害事象共通用語規準 v4.0 日本語訳 JCOG 版(http://www.jcog.jp)より引用〕

- 発現頻度

◆ セツキシマブとパニツムマブの皮膚障害発現頻度[8, 9]

	ざ瘡様皮疹		瘙痒症		皮膚乾燥		爪囲炎	
	全 grade	Grade 3 以上	全 grade	Grade 3 以上	全 grade	Grade 3 以上	全 grade	Grade 3 以上
セツキシマブ	54.4%	—	10.0%	—	21.0%	—	16.9%	—
パニツムマブ	69.9%	10.5%	4.8%	0.4%	21.7%	3.1%	24.2%	4.3%

- マネジメント：皮膚障害は臨床効果と相関することが示されており，皮膚障害をうまくコントロールしながら治療を継続することが大切．安易な投与中止は避けるべきである
a. 予防：適切な予防は皮膚障害の発現や重篤化の予防に対し有用であることが示されている
   予防法の一例：①十分な保湿(保湿剤外用)，②ミノサイクリン(200 mg/日)の4～8週間の予防投与，③ステロイド外用薬の事前処方(障害が発現したら使用開始)
b. 治療

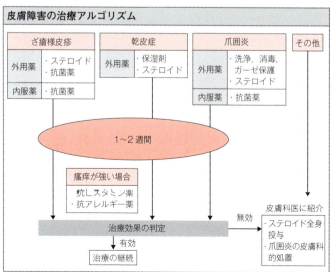

皮膚障害の治療アルゴリズム

c. 減量・休薬：皮膚障害に対して十分な治療をしているにもかかわらず，Grade 3 以上の障害が現れた場合には投与を延期・中止し，用量を調節する

◆ **皮膚障害発現時のセツキシマブの減量・休薬基準**[8, 10]

Grade 3 以上の皮膚症状の発現回数	セツキシマブの投与	投与延期後の状態	用量調節
初回発現時	投与延期（1～2 週間）	Grade 2 以下に回復	250 mg/m² で投与継続
		回復せず	投与中止
2 回目の発現時	投与延期（1～2 週間）	Grade 2 以下に回復	200 mg/m² で投与継続
		回復せず	投与中止
3 回目の発現時	投与延期（1～2 週間）	Grade 2 以下に回復	150 mg/m² で投与継続
		回復せず	投与中止
4 回目の発現時	投与中止		

Grade は NCI-CTC による

◆ **皮膚障害発現時のパニツムマブの減量・休薬基準**[9]

Grade 3 以上の皮膚症状発現時のパニツムマブ投与量	パニツムマブの投与	投与延期後の状態	用量調節
6 mg/kg	投与延期	6 週間以内に Grade 2 以下に回復	6 mg/kg または 4.8 mg/kg
4.8 mg/kg	投与延期	6 週間以内に Grade 2 以下に回復	3.6 mg/kg
3.6 mg/kg	投与中止		

注：6 週間以内に Grade 2 以下に回復しなかった場合は，投与を中止する

③間質性肺炎
- 症状：息切れ，空咳，呼吸数増加，呼吸困難，発熱など
- 発現頻度：セツキシマブ 1.2%[8]，パニツムマブ 1.3%[9]
- 危険因子：①間質性肺疾患の既往・合併あり，②男性，③患者状態不良（PS 2 以上），④高齢（65 歳以上）
- マネジメント：①初期症状の把握・早期診断，②投与中止，③呼吸器専門医へのコンサルト

④低マグネシウム血症
- 発現頻度：セツキシマブ 8.6%[8]，パニツムマブ 16.9%（Grade 3 以上 4.0%）[9]
- マネジメント：まずはマグネシウム値を測定することが大切

- Grade 2（<1.2 mg/dL）：マグネシウムの補充〔硫酸 Mg 補正液（1 mEq/mL）1 管＋生食 100 mL を 60 分で点滴静注〕
- Grade 3（<0.9 mg/dL）：休薬→回復後減量して再開

⑤下痢
- 発現頻度：セツキシマブ 15.1％[8]，パニツムマブ 3.6％[9]
- マネジメント：止瀉薬(ロペラミドなど)の投与，補液などの適切な処置．重度の場合は減量・休薬

⑥その他
- セツキシマブ：心不全(0.5％未満)，血栓塞栓症(0.5％未満)，感染症(0.5～10％未満)[8]
- パニツムマブ：中毒性表皮壊死融解症(TEN)，皮膚粘膜眼症候群(Stevens-Johnson 症候群)

6 レゴラフェニブ

1) 投与前チェックポイント
①投与開始基準
- 慎重投与：重度の肝機能障害，高血圧症，脳転移，血栓塞栓症またはその既往，高齢者

②減量基準
- 副作用対策(次項)を参照

③臓器障害時の減量基準
- 減量基準規定なし

④その他
- 空腹時投与を避ける，高脂肪食後の投与を避ける
- 併用注意：
  - CYP3A4 阻害薬，CYP3A4 誘導薬：レゴラフェニブの効果に影響する
  - CPT-11：CPT-11 の効果に影響する

2) 副作用対策
①手足症候群
- 症状・重症度：カペシタビンの項(p139)参照
- 発現頻度：44.6％(Grade 3 16.2％)[11]
- 発現時期：投与 2 か月以内

- マネジメント：
  a. 予防
    ①保湿：保湿剤を用いて皮膚を保護し，乾燥や角化・角質肥厚を防ぐ
    ②刺激除去：手足への過剰な刺激を避ける
    ③角質除去：必要に応じ厚くなった角質を取り除く
  b. 減量・休薬基準

◆ 手足症候群発現時のレゴラフェニブの減量・休薬基準[11]

皮膚毒性のGrade	発現回数	用量調節および処置
Grade 1	回数問わず	投与を継続し，対症療法を直ちに行う
Grade 2	1回目	1回投与量を40 mg（1錠）減量し，対症療法を直ちに行う ↓（改善がみられない場合） 7日間休薬 → Grade 0〜1に軽快 → 投与再開 ↓（改善がみられない場合）
	2・3回目	Grade 0〜1に軽快するまで休薬し，投与再開時には投与量を休薬前の1回投与量から40 mg（1錠）減量
	4回目	投与中止
Grade 3	1・2回目	対症療法を直ちに行い，Grade 0〜1に軽快するまで少なくとも7日間休薬 投与を再開する場合，休薬前の1回投与量から40 mg（1錠）減量
	3回目	投与中止

GradeはCTCAE v3.0による

②肝障害

- 症状：肝機能障害（AST，ALT上昇），黄疸，劇症肝炎，肝不全による死亡例もある
- 発現頻度：高ビリルビン血症5.2％（Grade 3 1.0％），肝機能障害1.2％（Grade 3 0.6％），肝不全0.2％（Grade 5 0.2％）[11]
- 発現時期：いずれの時期にも起こりうる
- マネジメント：
  a. 定期的な肝機能検査を行う

b. 減量・休薬基準

◆ 肝障害発現時のレゴラフェニブの減量・休薬基準[11]

肝機能異常(正常基準値上限に対する程度)	発現回数	用量調節および処置
AST または ALT≦上限 5 倍	回数問わず	投与継続 AST および ALT＜上限 3 倍または投与前値に回復するまで肝機能検査を頻回に施行
上限 5 倍＜ AST または ALT ≦上限 20 倍	1 回目	AST および ALT＜上限 3 倍または投与前値に回復するまで休薬 投与再開時は投与量を 1 回 40 mg(1 錠)減量し，少なくとも 4 週間は頻回に肝機能検査を施行
	2 回目	投与中止
AST または ALT＞上限 20 倍	回数問わず	
AST または ALT＞上限 3 倍かつ T-Bil 値＞上限 2 倍	回数問わず	

③高血圧

- 発現頻度：高血圧 27.8％(Grade 3 7.2％)，高血圧クリーゼ 0.2％(Grade 3 0.2％)[11]
- 発現時期：投与開始 2 か月以内(特に 1 か月以内)に多く認められる
- マネジメント：
  a. 定期的な血圧測定での早期発見，重篤化の予防
  b. 減量・休薬基準

◆ 高血圧発現時のレゴラフェニブの減量・休薬基準[11]

高血圧の Grade	用量調節および処置
Grade 2(無症候性)	投与継続＋降圧薬投与 →血圧コントロール不可→ 40 mg(1 錠)減量
Grade 2(症候性)	症状消失，血圧コントロール可まで投与中止＋降圧薬投与 →投与再開後も血圧コントロール不可 → 40 mg(1 錠)減量
Grade 3	症状消失，血圧コントロール可まで投与中止＋降圧薬投与 →投与再開時 40 mg(1 錠)減量 →投与再開後も血圧コントロール不可 →さらに 40 mg(1 錠)減量
Grade 4(生命を脅かす)	投与中止

Grade は CTCAE v3.0 による

④その他
- 出血,可逆性後白質脳症症候群,血栓塞栓症,消化管穿孔・瘻孔,創傷治癒遅延,蛋白尿など:ベバシズマブの項を参照(p141)
- TEN,Stevens-Johnson症候群,多形紅斑,間質性肺疾患,甲状腺機能低下

7 トリフルリジン・チピラシル(TAS-102)

1) 投与前チェックポイント
- 他の抗悪性腫瘍薬との併用はしない
- 空腹時投与を避ける

①投与開始・再開基準[12]

種類	投与開始・再開基準	休薬基準
血色素量	8.0 g/dL 以上	7.0 g/dL 未満
好中球数	1,500/mm^3 以上	1,000/mm^3 未満
血小板数	75,000/mm^3 以上	50,000/mm^3 未満
総ビリルビン	1.5 mg/dL 以下	2.0 mg/dL を超える
AST(GOT),ALT(GPT)	施設基準値上限の2.5倍(肝転移症例では5倍)以下	施設基準値上限の2.5倍(肝転移症例では5倍)を超える
クレアチニン	1.5 mg/dL 以下	1.5 mg/dL を超える
末梢神経障害	Grade 2 以下	Grade 3 以上
非血液毒性	Grade 1 以下	Grade 3 以上

Grade は CTCAE v3.0 による

②減量基準
- 前コース中に下記の減量基準に該当する有害事象が発現した場合:コース単位で10 mg/日単位で減量,ただし最低投与量は30 mg/日

種類	減量基準
好中球数	500/mm^3 未満
血小板数	50,000/mm^3 未満

③臓器障害時の減量基準
- 減量基準規定なし

④その他
- 併用注意:フッ化ピリミジン系抗悪性腫瘍薬,UFT/LV,5-FU/LV,抗真菌薬フルシトシン,葉酸代謝拮抗薬などとの併用;重篤な骨髄抑制などの副作用が発現するおそれ

2) 副作用対策
①骨髄抑制
- 発現頻度:好中球減少(53.8%,Grade 3 以上 34.5%),白血球減少(31.0%,Grade 3 以上 11.8%),貧血(32.1%,Grade 3 以上 12.6%),血小板減少(19.9%,Grade 3 以上 4.1%),発熱性好中球減少症(3.8%,Grade 3 以上 3.8%)[12]
- 発現時期(最低値までの期間中央値):好中球減少 28.0 日,白血球減少 25.0 日,ヘモグロビン減少 8.0 日,血小板減少 9.0 日[12]
- マネジメント:頻回の血液検査,投与開始・再開・減量基準(前述)の順守

②感染症
- 発生頻度:7.7%(肺炎 1.2%,敗血症 0.3%),死に至る症例が報告されている[13]
- マネジメント:十分な患者観察,適切な減量・休薬
  必要に応じた顆粒球コロニー刺激因子(G-CSF)製剤や抗菌薬の使用

③その他
- 間質性肺炎(頻度不明):臨床症状の観察,CT など.疑う場合は投与中止,適切な処置
- 下痢(23.6%,Grade 3 以上 2.3%)[12]:止瀉薬,補液などの投与.Grade 3 以上で休薬
- 悪心(39.4%,Grade 3 以上 0.9%)・嘔吐(20.1%,Grade 3 以上 0.6%)[12]:制吐薬の併用.Grade 3 以上で休薬

8 ラムシルマブ

1) 投与前チェックポイント
①投与開始基準
- 2 次治療において FOLFIRI 療法との併用で投与される
- 慎重投与:血栓塞栓症またはその既往,高血圧症,消化管など腹腔内の炎症の合併,出血素因や凝固系異常,抗凝固薬の投与中,

消化管出血などの出血，大きな手術の術創が治癒していない患者，重度の肝障害

②減量基準
- 副作用対策（次項）を参照

③臓器障害時の減量基準
- 減量基準規定なし

④その他
- 術後補助化学療法，1次治療におけるエビデンスはない

2) 副作用対策
- 副作用の多くはベバシズマブと共通する
- マネジメントなどについて記載がないものはベバシズマブの項を参照（p141）

①血栓塞栓症
- 発現率：
動脈血栓塞栓症：1.5％（Grade 3, 4 0.6％；Grade 5 0.2％）[14]
静脈血栓塞栓症：8.3％（Grade 3, 4 4.2％）[14]

②infusion reaction
- 症状，重症度：セツキシマブ/パニツムマブの項を参照（p143）
- 発現率：5.9％（Grade 3 0.8％）[14]
- マネジメント：
  a. 予防：投与前に抗ヒスタミン薬の前投与を考慮する
  b. 重症度別のマネジメント

◆ infusion reaction 発現時の重症度別マネジメント[14]

Grade	発現回数	用量調節および処置
1 または 2	1 回目	投与速度を50％に減速 次回以降：前投与を必ず追加（抗ヒスタミン薬（ジフェンヒドラミンなど）），投与速度は50％に減速のまま
	2 回目以降 （その後も infusion reaction が現れる場合）	次回以降：前投与を強化（抗ヒスタミン薬，解熱鎮痛薬（アセトアミノフェンなど），副腎皮質ホルモン（デキサメタゾンなど）），投与速度は50％に減速のまま
3 または 4	1 回目	投与中止 以後，再投与しない

*Grade は CTCAE v4.0 による

③消化管穿孔
- 発現率：1.7％（Grade 3, 4 1.0％；Grade 5 0.7％）[14]

④出血
- 発現率：消化管出血 12.3％（Grade 3, 4 1.3％；Grade 5 0.6％）[14]，その他（鼻出血，口腔内出血，歯肉出血，血尿など）42.5％（Grade 3 0.6％）[14]

⑤創傷治癒障害
- 発現率：1.1％（Grade 3 0.2％）[14]

⑥蛋白尿/ネフローゼ症候群
- 発現率：17.0％（Grade 3, 4 3.0％）[14]
- マネジメント：定期的な尿蛋白検査

◆蛋白尿発現時のラムシルマブの減量・休薬基準[14]

1日尿蛋白量2g以上3g未満	初回発現時：1日尿蛋白量2g未満に低下するまで休薬し，再開する場合には6mg/kgに減量
	2回目以降の発現時：1日尿蛋白量2g未満に低下するまで休薬し，再開する場合には5mg/kgに減量
1日尿蛋白量3g以上またはネフローゼ症候群を発現	投与を中止する

*1日尿蛋白量≒尿蛋白定量(mg/dL)/尿中クレアチニン濃度(mg/dL)

⑦高血圧
- 発現率：26.1％（Grade 3, 4 11.2％）[14]
- マネジメント：
  a. 症候性 Grade 2，または Grade 3 以上の高血圧が現れた場合には，降圧薬による治療を行い血圧がコントロールできるようになるまで休薬（Grade は CTCAE v4.0 による）
  b. 降圧薬による治療を行ってもコントロールできない場合は投与中止

⑧その他
- 間質性肺疾患 0.8％（Grade 3 0.2％，Grade 5 0.4％），うっ血性心不全 0.8％（Grade 3 0.6％，Grade 5 0.2％），瘻孔 0.8％，可逆性後白質脳症症候群 0.2％

● 文献
1) 5-FU 添付文書．協和発酵キリン

2）エルプラット®添付文書・適正使用ガイド．ヤクルト
3）日本臨床腫瘍研究グループ：有害事象共通用語規準 v4.0 日本語訳 JCOG 版（略称：CTCAE v4.0―JCOG）[CTCAE v4.03/MedDRA v12.0（日本語表記：MedDRA/J v19.0）対応―2016 年 3 月 10 日]
4）トポテシン®添付文書・適正使用ガイド．第一三共
5）ゼローダ®添付文書・適正使用ガイド．中外製薬
6）手足症候群アトラス：ゼローダ投与のマネージメント（第 3 版）．中外製薬，2009
7）アバスチン®添付文書・適正使用ガイド．中外製薬
8）アービタックス®添付文書・適正使用ガイド．メルクセローノ
9）ベクティビックス®添付文書・適正使用ガイド．武田薬品工業
10）アービタックス®注意すべき皮膚症状とその対策（第 3 版）．
11）スチバーガ®添付文書・適正使用ガイド．バイエル薬品
12）ロンサーフ®配合錠 総合情報サイト．適正使用情報（http://lonsurf.jp/usage/guideline/）
13）ロンサーフ®配合錠添付文書．大鵬薬品
14）サイラムザ®添付文書・適正使用ガイド．日本イーライリリー

（前田義治）

13 ストーマ管理

A ストーマの種類

- ストーマは,ギリシャ語で"口"を意味する
- ストーマの定義:消化管や尿路を人為的に体外に誘導して造設した開放口.前者を消化管ストーマ,後者を尿路ストーマという(「ストーマ・排泄リハビリテーション学用語集 第3版」)
- ストーマ造設が必要になる疾患には,直腸癌,肛門癌,大腸癌などがあるが,疾患の進行状態,患者の状態によって適応は異なる
- ストーマは,目的,造設部位,期間,排泄孔の数などで分類できる

◆ストーマ造設が必要になる疾患

疾患	結腸・回腸ストーマ	尿路ストーマ
腫瘍	直腸癌,肛門癌 切除不能な高度進行癌症例,大腸癌イレウス症例,他臓器癌の転移 子宮癌,外陰部癌,膀胱癌,前立腺癌などの直腸浸潤 家族性ポリポーシス,直腸・肛門部悪性黒色腫,直腸カルチノイド 消化管間質腫瘍(gastrointestinal stromal tumor:GIST)	膀胱腫瘍 尿道腫瘍 前立腺癌 外陰部癌
炎症	潰瘍性大腸炎,クローン病,放射線性腸炎,大腸憩室炎	後腹膜腫瘍,放射線障害,出血性膀胱炎
その他	直腸穿孔,直腸腟瘻,肛門括約筋不全,直腸狭窄など	尿道破裂,膀胱・尿道外傷,尿道狭窄など

◆ ストーマの分類

分類方法	名称	特徴
期間・目的	永久ストーマ	・術式は,直腸切断術や骨盤内臓全摘術など ・自然排便,または自然排尿の機能を喪失する
	一時的ストーマ (消化管のみ)	・縫合不全予防などで一時的に造設する ・閉鎖術を行い,自然排便に戻すことが可能
造設部位	消化管	
	結腸ストーマ	・普通〜軟便程度,排便量は150〜200g/日程度 ・便が固形になると,管理しやすい
	小腸ストーマ	・泥状〜水様便,排便量は1,000 mL〜/日 ・ストーマと周囲の皮膚のしわなど,わずかな隙間から排泄物が漏れやすい ・管理上,ストーマは十分な高さ(1.5〜2.0 cm)が必要
	尿路	
	回腸導管	・遊離した回腸の一部に尿管を吻合し,導管である回腸の一端を腹部に誘導して造設する ・排泄物が尿のため,ストーマと皮膚のわずかな隙間に尿が入ると,漏れる原因となる ・管理上,ストーマは十分な高さ(1.5〜2.0 cm)が必要
	尿管皮膚瘻	・尿管を腹部に誘導して造設する ・合併症に尿管狭窄がある ・ストーマには高さがなく,時に管理困難となる

(つづく)

◆ ストーマの分類（つづき）

分類方法	名称	特徴
排泄孔の数による分類	単孔式ストーマ	・排泄孔は口側の1つ ・永久ストーマに多い 例：直腸癌の腹会陰式直腸切断術後 　　骨盤内臓全摘術 　　ハルトマン手術
	双孔式ストーマ 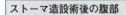	・排泄孔は，口側と肛門側に2つある ・合併症（縫合不全）予防の場合，一時的ストーマとなる ・癌の進行による場合，永久ストーマになる 例：直腸癌の（超）低位前方切除術後 　　切除不能な進行例，他臓器癌の転移

（佐々木尚美）

B ストーマの治療経過

- ストーマ創は，一般的な外科手術創とは異なり，清潔創（正中創やドレーン）が近くにある
- ストーマ（消化管ストーマ）は，皮膚と腸管の縫合創に，常に排泄物が付着するため汚染創となる
- ストーマ造設術は，「清潔創」「汚染創」が混在した特殊な環境下で行われる．清潔創にはドレッシング材，汚染創にはパウチング法を用いて，必ず隔絶するよう管理する

ストーマ造設術後の腹部

開腹下ストーマ造設後

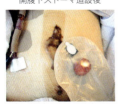

腹腔鏡下ストーマ造設後

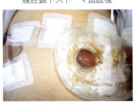

1 ストーマの治療経過

◆ 手術前から退院までの治療経過

手術前	手術日	術後1〜7日目	術後7日目〜退院
オリエンテーション ストーマサイトマーキング	安静 術後合併症の観察*	離床後，排泄物の処理，ストーマ装具交換指導	シャワー浴，退院指導 ストーマ装具の決定，購入
例：骨盤内臓全摘術	浮腫があり瑞々しい	→	浮腫が軽減してくる

*ストーマ合併症は「D．ストーマケア」(→ p169)参照

2 ストーマ周囲皮膚障害

- ストーマを管理するうえで，皮膚障害の評価は欠かせない
- 医療者は，術後からストーマ自体だけでなく，周囲の皮膚状態も評価していく
- ストーマ周囲の皮膚障害評価ツールには，日本創傷・オストミー・失禁管理学会が開発した「ABCD-Stoma®」がある

3 ABCD-Stoma®とは

- ストーマ周囲皮膚をA，B，Cの3部位に区分して，部位ごとに皮膚障害の程度を得点化して評価する．なお，Dは色調の変化（色素沈着，色素脱失）の有無を示すもので，得点はない
- ストーマ周囲の皮膚障害を評価するものなので，外科的合併症（壊死，浮腫，粘膜皮膚接合部離開など）は含まれない
- 合計得点は0〜45点．合計点が低いほど軽症，高いほど重症である

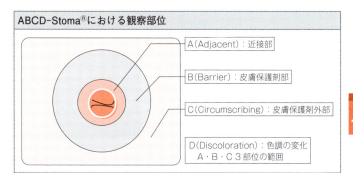

◆ ABCD-Stoma®における皮膚障害の程度

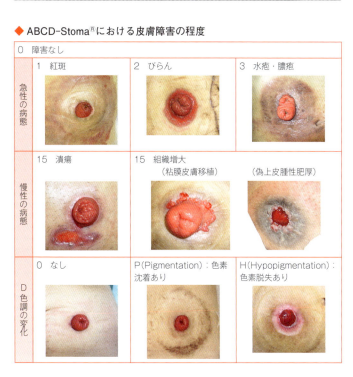

ABCD-Stoma®における採点例

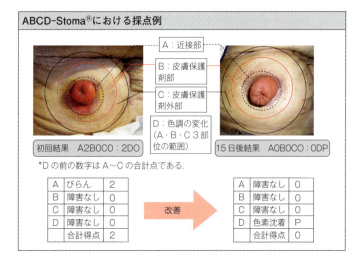

初回結果 A2B0C0：2D0
15日後結果 A0B0C0：0DP

*Dの前の数字はA〜Cの合計点である．

A	びらん	2
B	障害なし	0
C	障害なし	0
D	障害なし	0
	合計得点	2

改善 →

A	障害なし	0
B	障害なし	0
C	障害なし	0
D	色素沈着	P
	合計得点	0

● 文献
1) ストーマリハビリテーション講習会実行委員会(編)：ストーマリハビリテーション―実践と理論．金原出版, 2006
2) 日本ストーマ・排泄リハビリテーション学会(編)：ストーマ・排泄リハビリテーション学用語集 第3版．金原出版, 2015
3) 日本創傷・オストミー・失禁管理学会学術教育委員会(オストミー担当)(編)：ABCD-Stoma®に基づくベーシック・スキンケア―ABCD-Stoma®ケア．照林社, 2014

(佐々木尚美)

C ストーマの管理方法

1 ストーマケアとストーマリハビリテーション

- ストーマ造設に伴う排泄経路の変更により禁制を失い，ストーマ装具による排泄管理が必要になる
- ストーマ装具は粘着作用などをもつ皮膚保護剤が皮膚に密着し，ストーマ袋内に排泄物を溜めて用手的に袋外へ破棄，外部に排泄物や臭いが漏れないように管理する
- ストーマリハビリテーションは「ストーマと合併症の障害を克服

して自立するだけでなく、ストーマ保有者の心身および社会生活機能を回復させること」[1]をいい、術前から早期に開始、術後から外来まで継続したかかわりが重要である

ストーマ装具の構造

■ 術直後用装具：下部開放型　　■ 社会復帰用：単品系装具

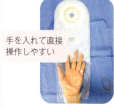
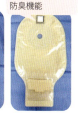

- 手を入れて直接操作しやすい
- 皮膚保護剤：粘着作用、吸水作用、緩衝作用など
- ストーマ袋：防水、防臭機能
- 排泄口：マジックテープタイプ
- 排ガスフィルター：防臭機能

- 装具の種類は構造やメーカーの違いから豊富である
- 患者の排泄性状や腹部の状況から漏れない装具を第1に選択するが、その際、患者の使いやすさや好みを考慮する

構造による装具の分類

■ 単品系装具
皮膚保護剤とストーマ袋が一体化

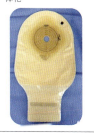

特徴
装着感が軽く、柔らかいが、腹壁の固定力は弱い

■ 多(二)品系装具
皮膚保護剤とストーマ袋が独立

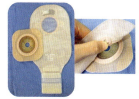

特徴
直視下で装着できる、ストーマ袋だけ交換可能、フランジで嵌合するため厚みがある

2 ストーマセルフケア指導の流れ

- 近年は入院期間が短縮する流れにあり，ストーマセルフケアも早期習得を目指す
- 患者の戸惑いやストーマの受け入れ状況をみながら，段階的に習得を進める

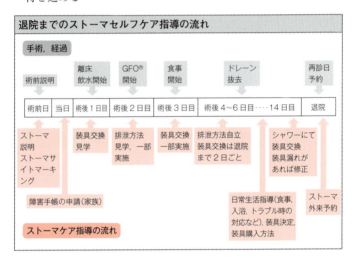

3 手術前オリエンテーション

1) ストーマやストーマ造設後の生活について

- 術前からストーマの受容を促すため以下について本人の受け入れをみながら説明する
  ①腸粘膜で形成され禁制がなく，常に排泄物が流出するため装具が必要である
  ②装具交換の実際や術後の日常生活・社会生活

2) ストーマサイトマーキング

- ストーマの位置決定は医師の説明後，クリーブランドクリニックの原則で行う
- 術式やストーマ合併症の予防，ストーマセルフケアのしやすさを考慮し，位置を決める
- 患者を主体に医師や看護師，可能であれば家族を含めて行う

ストーマサイトマーキングの基準

■ クリーブランドクリニックの原則[2]

1. 臍より低い位置
2. 腹部脂肪層の頂点
3. 腹直筋を貫く位置
4. 皮膚のくぼみ，皺，瘢痕，上前腸骨棘の近くを避けた位置
5. 本人が見ることができ，セルフケアしやすい位置

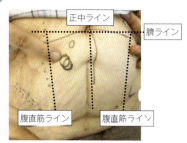

本人の指差しで見えるか確認

- 術直後のストーマは清潔エリアである正中創やドレーンに囲まれる特殊な創である

術直後の腹部とストーマ

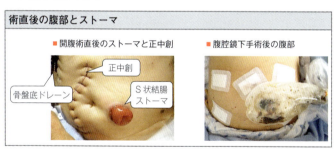

■ 開腹術直後のストーマと正中創　　■ 腹腔鏡下手術後の腹部

◆ 術後のストーマとストーマ周囲皮膚の観察ポイント

- ストーマ：形状，サイズ〔縦×横×高さ（皮膚から排泄口までの距離）〕，粘膜色，浮腫，出血，弾力の有無，壊死
- ストーマ粘膜皮膚接合部：離開の有無
- ストーマ周囲皮膚状態：ストーマ周囲の皮膚の観察は ABCD-Stoma® を用いて客観的に評価する

4 ストーマセルフケア指導の実際

- ストーマセルフケア開始条件：ストーマを認識し，歩行可能となったら開始

ストーマセルフケアの進め方

ストーマを見る,触れる ➡ 便破棄 ➡ 装具交換

矢印は一方向ではなく,ストーマが見えない場合でも便破棄などできることから進める

1) ストーマ袋内の排泄物の処理
- 自宅を想定し,普通のトイレで指導する(オストミー用トイレは説明のみで,あえて使用しない)
- 袋内に溜まった排泄物を用手的に袋外に出す.患者は早期に手技を習得できる

2) 装具交換方法
- ストーマケアは特別なケアではなく,普通の排泄ケアであるとイメージできるようにかかわる
- 不安が強いときは皮膚保護剤をストーマサイズに切り抜くなど簡単な内容を勧める

必要物品の準備

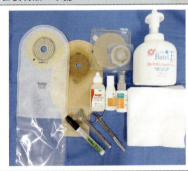

ストーマ装具(術後早期に社会復帰用装具に変更),用手形成皮膚保護剤,剥離剤,皮膚被膜剤,ストーマパウダー,洗浄剤,不織布,定規,はさみなど

装具の交換方法

■装具の剥離

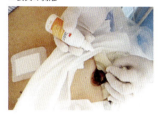

剥離剤で愛護的に装具を除去，痛みを惹起させない

■局所の洗浄

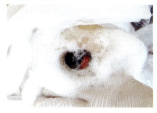

弱酸性洗浄剤を泡立て，お湯で汚れを洗い流す

■面板の切り抜き

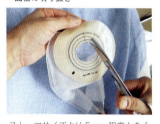

ストーマサイズより5mm程度大きく切り抜き，貼付

■装具の貼付

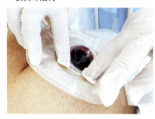

ストーマ周囲を馴染ませる

5 特殊な術後ストーマケア

正中創が離開，ストーマ粘膜皮膚接合部が離開した場合のストーマケア

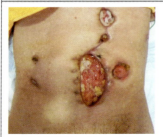

正中創が離開，ストーマまでの距離が1cm，装具漏れあり

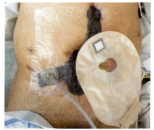

V.A.C®ATS治療システム(KCI社)を使用し，正中創を持続吸引，その上から装具を貼付．週2回の交換が可能

ストーマ粘膜皮膚接合部が離開したときのストーマケア

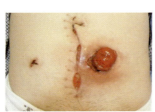

8時方向，ストーマ粘膜皮膚接合部離開，壊死組織は除去

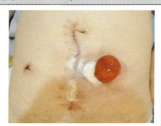

炎症の鎮静化後，創傷被覆材(ソープサン®)を離開部に充填，排泄物の汚染を避けてフィルム材で閉鎖し装具を貼付

● 文献
1) 日本ストーマ・排泄リハビリテーション学会(編)：ストーマ・排泄リハビリテーション学用語集 第3版．金原出版，2015
2) ストーマリハビリテーション講習会実行委員会(編)：ストーマリハビリテーション―実践と理論．金原出版，2006

(里見優子)

D ストーマケア

1 トラブルへの対処方法

1) 起こりやすいトラブル
- ストーマの合併症が発症すると管理困難に陥り，患者のQOLに影響する
- 合併症予防がトラブル回避につながる
- トラブル発生時は原因を探し，局所管理方法を再考する

2) ストーマの合併症
ストーマの合併症には術直後に発生する早期合併症と術後時間が経過してから発症する晩期合併症がある．以下に一覧を示し，その原因と対処方法について述べる．

◆ ストーマの合併症の種類

周術期の合併症(早期合併症)	循環障害，粘膜壊死，ストーマ粘膜皮膚接合部離開など
術後時間が経過してから発生する合併症(晩期合併症)	ストーマ傍ヘルニア，ストーマ脱出，ストーマ狭窄，ストーマ粘膜皮膚侵入，皮膚障害，ストーマ粘膜の癌の発生など

◆ ストーマの合併症の原因・対処方法

合併症	原因と対処方法
周術期に発生する合併症（早期合併症）	
1. 循環障害 一部循環障害 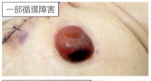 ストーマ粘膜循環障害 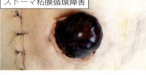	（原因） 手術操作などが原因でストーマ粘膜の血流不全から発症する． （対処方法） ・ストーマ粘膜色の変化や循環障害の範囲を観察する ・直視下で色調の観察がしやすいように，毎日装具交換するか多(二)品系装具を選択する
2. 粘膜壊死 粘膜壊死　ストーマ粘膜皮膚離開 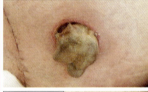 脱落後　陥没 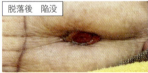	（原因） 循環障害から粘膜壊死となり粘膜が脱落する． ストーマが腹腔内に脱落すると腹膜炎を併発し再造設となる．ストーマの陥没や狭窄の原因となる． （対処方法） ・粘膜の一部を針で刺し，出血を確認する ・ストーマ排泄口から透明なスピッツを挿入し，粘膜の色調を観察する ・粘膜保護のためストーマパウダーで保護する 透明容器にペンライトを当て粘膜色を確認
3. ストーマ粘膜皮膚接合部離開 粘膜皮膚離開　全周 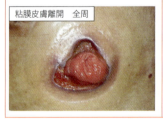	（原因） 循環障害や感染が原因で，ストーマ粘膜と皮膚接合部が離開する． （対処方法） ・局所創部を洗浄，排泄物保護を行い，感染予防と創傷治癒環境を整える ・離開部を保護する方法としてストーマパウダーや創傷被覆材を充填するが，感染があるときは行わない

（つづく）

◆ ストーマの合併症の原因・対処方法(つづき)

合併症	原因と対処方法
術後時間が経過してから発生する合併症(晩期合併症)	
1. ストーマ傍ヘルニア 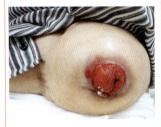	(原因) 手術時の筋膜切開が大きい，後腹膜経路，腹直筋を貫く位置で造設されていない． 慢性的な腹腔内圧の上昇や肥満・加齢による腹直筋の脆弱化，腹直筋膜欠損孔の拡大により発生する． ストーマ造設部の腹部が突出，臥位で平坦になる． (対処方法) ・痛みや排便障害が出現すると手術適応 ・再発しやすく，ストーマ傍ヘルニア用のベルトの着用や体型維持などの予防が重要
2. ストーマ脱出 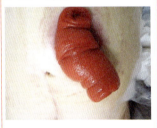	(原因) 腹腔内圧の上昇や手術時の過大な筋膜切開，腸管の筋膜固定不良が原因．ストーマ粘膜が通常より飛び出す． (対処方法) ・用手的に還納する ・循環障害や浮腫，痛みが出現すると手術適応となる ・脱出したストーマは循環障害により浮腫が出現して粘膜が損傷しやすい ・ストーマを傷つけないように柔らかい装具を選択し，ストーマ袋の接触などにより傷つきやすいときは保護を目的にストーマパウダーを全体的に散布する
3. ストーマ狭窄 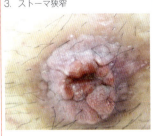	(原因) 循環障害から粘膜壊死後に脱落したあとに発生する．ストーマ周囲膿瘍やストーマ周囲皮膚障害，瘢痕収縮が原因となる． (対処方法) ・内服薬で排便をコントロールし，排出しやすい状況とする ・自己管理方法として無理しない程度の指ブジーを勧める．狭窄を増長する場合もあるので注意する ・排泄障害をきたす場合は再造設となる

(つづく)

◆ ストーマの合併症の原因・対処方法(つづき)

合併症	原因と対処方法
4. ストーマ粘膜皮膚侵入 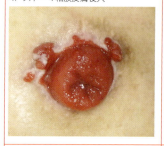	(原因) ストーマ周囲の皮膚に粘膜組織が連続的に置き換わった状態で、頻回に排泄物が潜り込み、皮膚にびらんが生じたところに排泄物が接触してびらん部へ粘膜が侵入する. (対処方法) 液体窒素による処置や、排泄物が接触しないようにストーマ近接部の保護(凸面装具, 用手形成皮膚保護剤の使用)を行い, 皮膚の露出を避ける
5. その他 ストーマ粘膜の癌の発生 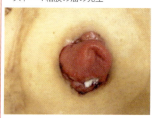	(原因) 癌がストーマに転移, ストーマ型が変化してストーマサイズの増大, 易刺激性による出血, 滲出液の増加, 臭気の発生を惹起する. (対処方法) ・変化したストーマサイズに合わせて皮膚保護剤のカットを調整, 大きな装具に変更 ・出血予防, 保護のためストーマや癌露出部にストーマパウダーを散布する
皮膚障害 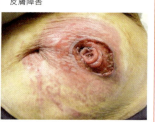 化学療法中(FOLFIRI＋ベバシズマブ) 排泄物の漏れに一致した潰瘍とびらん ABCD-Stoma®：A15B2C0：17点	(原因) ストーマ近接部の排泄物の付着による接触性皮膚炎, 皮膚保護剤貼付部やテープ貼付部の化学的刺激や剝離刺激による皮膚障害がある. 化学療法中の下痢(イリノテカン(CPT-11))は皮膚障害を生じやすい. (対処方法) ・患者の腹部状況を確認, 排泄物が接触しないように漏れない装具を選択する ・びらんや潰瘍が存在すると皮膚保護剤が密着しないためストーマパウダーを散布, 被膜剤を使用する ・皮膚保護剤やテープの接触が原因のときは皮膚保護性の高い装具に変更するか, 被膜剤で皮膚を保護する ・基本的に漏れなければ皮膚障害は改善する

2 ストーマ外来によるフォロー

- 退院後に社会生活に戻ると装具漏れや皮膚障害などトラブルが発生しやすい
- 術後時間が経過してから発生する晩期合併症は,患者の生活習慣や体型の変化,疾患の影響を受ける
- 合併症のあるストーマケアは複雑になるため,医師や皮膚・排泄ケア認定看護師が連携してケアにかかわる
- ストーマをもちながら以前の生活に近づけるようケアするため,継続したフォローが必要になる

● 文献

1) ストーマリハビリテーション講習会実行委員会(編):ストーマリハビリテーション―実践と理論.金原出版,2006
2) 日本ストーマ・排泄リハビリテーション学会(編):ストーマ・排泄リハビリテーション学用語集 第3版.金原出版,2015

(里見優子)

14 排便・排尿・性機能対策

A 排便対策

　直腸の手術後には多くの症例で排便機能障害が起きる．術直後と比較して数か月〜数年後にはある程度改善がみられるが，改善しないこともある．

1 排便機能障害の原因

　排便機能障害の原因として，下記のものが挙げられる．手術を行う際には筋肉や神経に注意して行う．縫合不全は骨盤内の炎症を引き起こし，肛門括約筋や自律神経の障害の原因となるばかりでなく，吻合部狭窄の原因にもなる．
- 直腸の切除による貯留能の低下
- 肛門括約筋の障害（括約筋切除の場合）
- 自律神経の障害
- 吻合部狭窄

2 排便機能障害の症状

　排便機能障害の症状はさまざまである．特に，病変の位置が肛門に近いほど機能障害の程度も重く，頻度も高い．
- 1回排便量の減少
- 排便回数の増加
- 残便感
- テネスムス症状（便意を催すのに排便がほとんどない）
- 排便間隔の変化（排便が一定の時間に偏ることがある）
- 便失禁

3 排便機能障害に対する検査

　排便機能障害に対する検査には，下記のようなものがある．一時的ストーマを造設した場合は，一時的な廃用性萎縮のために検査値は下がっていることがある．
- 直腸指診
- 直腸造影検査

- 直腸超音波検査(括約筋損傷の有無をみる)
- 肛門内圧検査
  - 最大静止圧
    男性:87.0〜138.2 cmH$_2$O, 女性:68.5〜125.5 cmH$_2$O
  - 最大随意圧
    男性:234.6〜528.4 cmH$_2$O, 女性:136.5〜327.5 cmH$_2$O
- 直腸感覚検査
  - 最小感覚閾値:30〜60 mL
  - 最大耐容量:140〜210 mL
- 直腸肛門反射検査
- 排出能力検査:30 mL 以上

4 排便機能障害に対する治療

排便機能障害に対しては,個々の症状に合わせた治療が必要となる.対症療法で改善がなく,QOL が低下している場合にはストーマ造設術を考慮する.

1) 薬物療法
- 止痢薬
- ポリカルボフィルカルシウム(非吸収性高分子化合物)

2) 理学療法
- 骨盤体操(効果は限定的)

3) 手術療法
- ストーマ造設術
- 仙骨神経刺激療法(2014 年承認)

(山口達郎)

B 排尿対策

直腸癌手術の合併症として排尿機能障害が起きることがある.専門診療科と連携をとって治療にあたる.

1 排尿機能障害の原因

直腸固有筋膜の外側には自律神経が走行しているため,直腸の治療においては,手術や放射線照射により自律神経の機能障害を引

き起こすことがある．また，排尿機能障害をもたらす併存疾患(前立腺肥大・糖尿病など)にも注意する．

2 排尿機能障害の症状
- 頻尿(日中覚醒時 8 回以上および夜間就眠時 2 回以上)
- 残尿
- 尿閉
- 尿失禁(溢流性)

3 排尿機能障害に対する検査
- 尿検査
- 残尿測定
  - 超音波法(ブラッダースキャン®など)
  - 導尿法
- 尿流測定・前立腺体積測定など(専門診療科)

4 排尿機能障害に対する治療
　直腸癌術後の排尿機能障害では低活動性神経因性膀胱となっていることが多い．このため膀胱の収縮機能が低下し，尿の排出障害となる．前立腺肥大症のある患者に抗コリン薬を投与すると尿閉となることがあるので注意を要する．残尿が続く場合には自己導尿を考慮する．

1) 薬物療法
- 抗コリン薬：膀胱の収縮を促す(蓄尿障害に対し使用)
- α遮断薬：尿道の抵抗を下げる(排出障害に対し使用)

2) 理学療法
- 膀胱訓練(排尿の我慢を繰り返す)
- 骨盤底筋体操(ケーゲル体操)

3) 自己導尿
100 mL 以上の残尿が続く場合に適応．

(山口達郎)

C 性機能対策

- 直腸癌手術にかかわる自律神経には，腰内臓神経，上下下腹神経叢，下腹神経，骨盤内臓神経がある．腰内臓神経，上下下腹神経叢，下腹神経は交感神経系で，骨盤内臓神経は副交感神経系である
- 一般的に上下腹神経叢と下腹神経は射精能に，骨盤内臓神経は排尿機能と勃起能に大きな影響を与えることが知られている[1]．自律神経温存の有無が術後の排尿機能，性機能の温存を左右する
- 直腸癌術後の性機能に影響を与える因子としては，年齢，術式，自律神経温存の有無，術後経過年数，放射線治療の有無などが知られている[2]

1 直腸癌術後の性機能

当院の直腸癌術後の男性性機能に関するアンケート調査結果を示す[3]．

1) 対象および方法

1996～2000年に当院で直腸癌に対して手術を施行し，再発の確認されていない症例を対象とした．有効回答が得られた107例を集計の対象とした．

2) 勃起能，射精能のアンケート結果

- 全症例では，術後勃起能が保たれていたのは71％，射精能が保たれていたのは59.8％であった
- アンケート時の年齢を70歳以下と71歳以上とに分けて検討すると，70歳以下では勃起能が90.2％，射精能が77.4％と保たれているのに対して，71歳以上では勃起能が46.7％，射精能が35.6％しか保持されていない

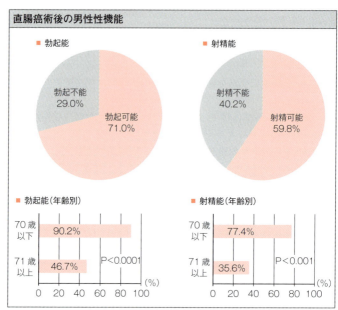

(川上雅代, 他:直腸癌術後の排便機能および性機能. 日本大腸肛門病学会雑誌 2007;60:61-68 より)

- 70歳以下の症例に限って側方郭清の有無別に検討すると, 側方郭清非施行例では勃起能, 射精能はそれぞれ94.4%, 80.5%, 側方郭清施行例ではそれぞれ80.8%, 73.0%で保持されていた

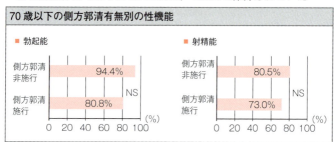

(川上雅代, 他:直腸癌術後の排便機能および性機能. 日本大腸肛門病学会雑誌 2007;60:61-68 より)

- 70歳以下の症例に限って自律神経温存の有無別に検討すると,

自律神経完全温存群では勃起能，射精能はそれぞれ91.2％，80.7％で保持され良好な結果であったのに対して，自律神経部分温存，非温存群では60.0％，40.0％にしか機能は保持されていなかった

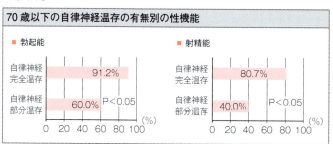

(川上雅代，他：直腸癌術後の排便機能および性機能．日本大腸肛門病学会雑誌 2007；60：61-68 より)

以上のことから，直腸癌術後の性機能は，年齢，術式(自律神経温存の有無)に大きな影響を受けている．

● 文献

1) Church JM, et al : The surgical anatomy of the rectum—a review with particular relevance to the hazards of rectal mobilisation. Int J Colorectal Dis 1987 ; 2 : 158-166
2) Kim NK, et al : Assessment of sexual and voiding function after total mesorectal excision with pelvic autonomic nerve preservation in males with rectal cancer. Dis Colon Rectum 2002 ; 45 : 1178-1185
3) 川上雅代，他：直腸癌術後の排便機能および性機能．日本大腸肛門病学会雑誌 2007；60：61-68

(松本　寛)

15 リハビリテーション

1 術後の食生活

　大腸癌術後の食生活に大きな制限はない．排便が不規則で，下痢になる場合と便秘になる場合，さらに頻便になる場合があり，その状況に合わせて食生活に対する配慮が必要である．

　排便を促す食事，便秘になりやすい食事，ストーマのある場合には臭いの強くなる食物などについての配慮も重要である．

術後の食生活

> まとめ：大腸癌の術後は腸管の蠕動や吸収能が低下しているので，その状況に合わせた食事摂取を行う
> 術後早期は食物繊維の多い食物は避ける．脂肪の多い食物は下痢を引き起こしやすい

術後1か月まで
- ポイント：食事摂取量はやや控えめとし，食物繊維の多いものは避ける
  水分をこまめにとるように勧める
- 避ける食物：ごぼう，れんこん，たけのこなどの根菜類，ひじき，わかめなどの海藻類
  パイナップルなどの繊維の多い果物
  中華料理のような脂肪の多いもの，アルコール，刺激の強い香辛料
- 推奨する食物：繊維の比較的少ない食物，
  牛乳，ヨーグルト，チーズなどの乳製品

術後1か月から3か月まで
- ポイント：いろいろな食物を摂取し，食事の内容の幅を広げる
  水分は多めに摂取する
  アルコール摂取も可能
- 避ける食物は基本的にはない．これまで避けていた食物も徐々に摂取するように促す

術後3か月以降
- ポイント：食事制限は基本的にない
  手術前の状態に戻してよい

◆ 配慮の必要な食物

①臭いを強くする食物
- アルコール類:ビールなど
- 香味野菜:たまねぎ,ねぎ,にんにく,にらなど
- アスパラガス,キムチ
- 豆類:ピーナッツ,大豆
- 肉類:牛,豚,鶏
- 乳製品:チーズ
- 甲殻類:かに,えびなど

②ガスが出やすくなる食物
- 炭酸飲料やビール
- いも類:さつまいも,じゃがいもなど
- 食物繊維の多い食物:ごぼう,かぼちゃなど
- 豆類:大豆など
- きのこ類:しいたけ,エリンギ,しめじなど
- 納豆
- えび,かき

③腸を刺激する食物
- 冷たいもの:アイスクリーム,シャーベット,かき氷など
- 香辛料:とうがらし,わさび,こしょうなど
- 香味野菜:たまねぎ,ねぎ,にんにく,にらなど
- 香辛料の多い食事:カレー,キムチ,麻婆豆腐など
- 脂肪の多い食事:天ぷら,フライ,脂身の多い肉など

2 術後の排便状態

結腸癌の場合の術後排便状態については問題のないことが多く,特別に緩下剤の投与は必要ないことが多い.術後早期で必要な場合は大建中湯,モサプリド(ガスモチン®)の投与,適宜酸化マグネシウム,センノシド(プルゼニド®)などの緩下剤投与でよい.

直腸癌の場合は,2〜3日便秘でその後排便がみられ,下痢状態となって排便が終了するような交代性便秘が出現することがある.緩下剤の投与では調整が困難なことも多く,このような状態は決して病的ではないということを認識してもらうことが重要である.

下部直腸癌の手術の場合は残存直腸の容量が少ないため,1日3〜6回程度の排便になることも多い.下痢のときに術後当初は排便と排ガスの区別が困難なこともあるが,通常は3〜6か月以内に徐々に改善し,2〜5回程度に落ち着いてくる.適宜下剤や整腸薬を投与し,調整する.

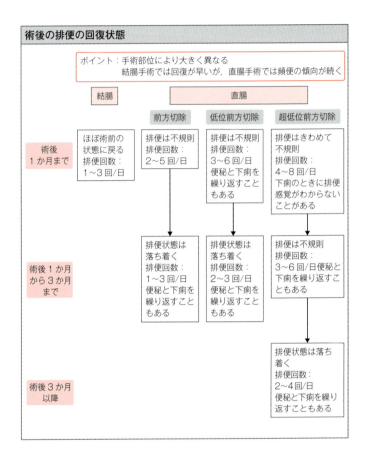

3 術後の社会生活

術後の社会復帰については，年齢や手術の侵襲の程度によるところが大きい．術後1か月以後には軽い運動程度は可能になり，重労働でなければ仕事への復帰も可能となる．3か月以後は通常の社会生活が可能となる．

術後の社会生活の状態

まとめ：年齢や手術侵襲の大きさにより個人差があるが，目標を立ててリハビリを行うことが重要

術後1か月まで

ポイント：回復期であり，少しずつ行動範囲を広げる
- 身の回りのことは自立してできるようにする
- 軽い運動は可能
- 屋外での行動範囲を徐々に広げていく

術後1か月から3か月まで

ポイント：通常の社会生活に向けて積極的にリハビリを行う
- 軽い労働なら職場復帰も可能
- 運動の負荷を徐々にかけていく
- 近場の旅行などに制限はない

術後3か月以降

ポイント：通常の社会生活が可能
- 職業の作業程度に制限はない
- 運動の制限はなく，スポーツジムなどに通うことも可能
- 旅行などの制限はない

（髙橋慶一）

16 緩和医療

A 疼痛コントロール

1 疼痛の評価

痛みは主観的なものなので，患者本人の言葉により，以下の項目を評価する．

①強さ（0〜10の11段階で評価），②部位（ボディチャートを利用），③日常生活への影響（痛くて眠れないなど），④パターン（持続的か突出痛か），⑤経過（いつからか），⑥性状（下記の「疼痛の分類」参照），⑦増悪・改善因子，⑧現在行っている治療への反応（レスキューの効果など）．

2 疼痛の分類

問診，治療歴，身体所見，画像所見により痛みの種類がわかれば，治療方針が決まる．

◆ 痛みの分類と治療方針

種類	痛みの特徴	例	治療方針
体性痛	局在明瞭 体動に伴い増悪	骨転移 術後創部痛	NSAIDs・オピオイドが有効 突出痛に対してレスキュー使用
内臓痛	局所不明瞭 深く押されるような鈍痛	消化管閉塞	オピオイドに反応
神経障害性疼痛	神経支配領域の電気が走るような・しびれる・ジンジンする痛み	化学療法後 神経・脊椎浸潤	難治性 鎮痛補助薬を併用

3 疼痛コントロール

WHOの除痛ラダーが基本．痛みの強さにより，鎮痛薬を積み重ねていく．

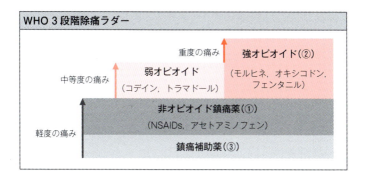

①軽度の痛みのとき

まず,非ステロイド性抗炎症薬(NSAIDs)またはアセトアミノフェンを開始する.両者の併用も可.

◆ 軽度の痛みに対する処方例

- ハイペン® 1回200～400 mg 1日2回
- ロキソニン® 1回60 mg 1日3回
<腎障害・胃潰瘍時>
- カロナール® 1回500～1,000 mg 1日4回
<経口投与不能時>
- ボルタレン®サポ 1回25 mg 1日3回
- ロピオン®注 1回25～50 mg＋生食100 mL 1日3回 点滴静注
- アセリオ®注 1回500～1,000 mg 1日4回 点滴静注

②中等度から重度の痛みのとき,上記①で緩和しないとき

オピオイドを開始する.オピオイドは,剤形と副作用により選択する.

◆ オピオイドの種類,剤形と副作用の頻度

種類	剤形	腎障害時の使用	副作用の出やすさ			特徴
			眠気	嘔気	便秘	
モルヒネ	経口,坐薬,注射	不可	++	++	++	剤形が豊富 呼吸困難にも効果あり
オキシコドン	経口,注射	可	+	+	+	低用量の錠剤があり導入しやすい
フェンタニル	経皮,注射,舌下,口腔粘膜吸収剤	可	±	±	±	内服困難時に使用可

禁忌でなければ非オピオイド鎮痛薬を併用する．疼痛時，レスキューを使用し，必要時に定時処方量を10〜25％程度ずつ増量（または前日使用した分を上乗せ）していく．

◆ オピオイドの処方例

- オキシコンチン®錠(5 mg)　1回1錠　12時間ごと
  疼痛時：オキノーム®散(2.5 mg)　1回1包(1時間あけて追加可，1日4回まで)
  <腎機能に問題がなく，疼痛に加え呼吸困難もあるとき>
- MSコンチン®徐放錠(10 mg)　1回1錠　12時間ごと
  疼痛時：オプソ®液(5 mg)　1回0.5〜1包(1時間あけて追加可，1日4回まで)
  <経口投与不能時>
- フェンタニル注　0.2 mg(4 mL)＋生食20 mL　1 mL/時(＝0.2 mg/日)
  疼痛時：1時間分早送り(呼吸数≧10回/分なら30分あけて反復可，1日6回まで)

③神経障害性疼痛に対する鎮痛補助薬

神経障害性疼痛の場合は，鎮痛補助薬を併用する．

◆ 神経障害性疼痛に対する処方例

- リリカ®カプセル　1回25〜50 mg　1日2回で開始．眠気・ふらつきに注意しながら，数日ごとに300 mg/日まで漸増

4 オピオイドの副作用対策

開始時・増量時には，予防的に副作用対策を行う．十分な副作用対策を行っても改善しない場合は，オピオイド・スイッチング(モルヒネをオキシコドンやフェンタニルに変更，オキシコドンをフェンタニルに変更など)を検討する．

◆ オピオイド(主にモルヒネ)の副作用対策

副作用	ポイント	対策と処方例
嘔気・嘔吐	開始時・増量時に生じやすい，耐性がつきやすい	・ノバミン®錠　1回5 mg　頓用または1日3回 ・セレネース®錠　0.75 mg or ジプレキサ®錠 2.5 mg　眠前
便秘	耐性はつかない	・マグミット®錠(330 mg)　1回1錠　1日3回 ・ラキソベロン®内用液　5〜10滴　適宜
眠気	耐性がつきやすい	経過観察，ノバミン®・セレネース®の中止，NSAIDsや鎮痛補助薬の併用などにより可能ならオピオイドを減量
せん妄	他の原因(脳転移，感染，高Ca血症など)の除外診断	リスパダール®錠・内用液　1回0.5 mg or セレネース®　1回0.75 mg or セロクエル®錠　1回25 mg　頓用，1時間あけて追加可，1日3回まで

● 文献
1) 日本緩和医療学会 緩和医療ガイドライン委員会(編):がん疼痛の薬物療法に関するガイドライン 2014 年版. 金原出版, 2014
2) 日本医師会(監):がん緩和ケアガイドブック. 青海社, 2010

(田中桂子)

B 外科治療

1 疼痛に対する外科治療

疼痛の原因となる病巣(原発巣, 腹膜播種, リンパ節転移, 皮膚転移など)に対し, 外科的切除が適応となる症例がある. しかし, 薬物療法や神経ブロックなどのより侵襲の少ない治療法と比較し, 十分に適応を吟味する必要がある.

2 腸管閉塞に対する外科治療

1) 手術

原発巣や腹膜播種を原因とする腸管閉塞に対し, イレウス症状の改善や出血コントロールを目的として, バイパス手術, ストーマ造設術が適応となる. 腹膜播種症例で狭窄部位が複数になる症例では, バイパス術+ストーマ造設術, あるいは2か所以上の腸瘻を要することもある.

2) 大腸ステント

2012 年に大腸ステントが保険適用となり, 非観血的な腸管閉塞解除法として適応症例も増加しているが, 狭窄が肛門から近い(肛門縁から5 cm 未満)症例では留置による肛門痛の出現や頻便の原因となるため適応とならない. また, 放射線療法や化学療法を予定している症例ではステント留置部位での穿孔の報告もあり, 適応の判断を慎重に行う必要がある.

◆ 腸管閉塞に対する処置

	手術 (腸管バイパス・腸瘻造設)	大腸ステント
QOL	△ (腸瘻・短腸症候群の可能性)	◎
確実性	○	△
複数箇所の狭窄	○ (多発小腸狭窄でも可能)	△ (2か所程度の大腸狭窄であれば可能)
下部直腸狭窄 (肛門縁から5cm未満)	○	×
化学療法・放射線療法	○	△ (留置部位での穿孔リスクあり)

3 黄疸に対する外科治療

肝転移や肝門リンパ節転移,腹膜播種による閉塞性黄疸に対して,経皮経肝胆道ドレナージ(PTCD)や胆管ステントによる減黄処置が必要となる.

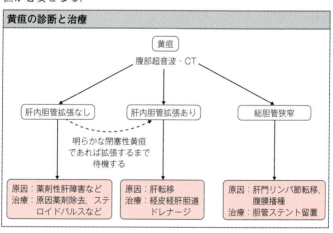

4 尿閉に対する外科治療

大腸癌終末期にみられる尿閉の原因は腹膜播種や骨盤内再発がほ

とんどである．再発巣が尿管を閉塞すれば水腎症をきたし，腎瘻や尿管ステントによるドレナージが必要となる．骨盤内再発による神経因性排尿障害であれば膀胱バルーンカテーテルを留置する．尿閉に対する診断・治療を以下に示す．

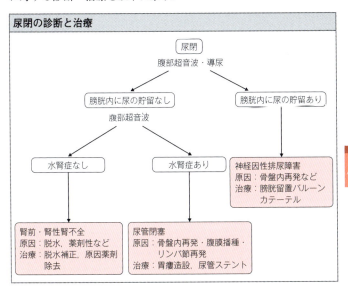

(中野大輔)

C 緩和的放射線治療法

1 大腸癌に対する放射線治療の役割

大腸癌のうち結腸癌は解剖学的に根治的放射線治療の適応とならず，骨転移，肺転移，脳転移などの緩和的放射線治療の適応として治療が行われることが多い．直腸癌に関しては，上記の緩和的放射線治療だけでなく，化学療法とともに手術の前後に用いられて補助的な役割を果たすことも多い．その役割に関しては欧米のガイドライン[1]と本邦で行われている治療[2]との間に乖離もあるが，本邦のなかでも，切除可能な局所進行直腸癌に対して，術前の化学放射線

療法を行う施設と行わない施設がある．さらに切除不能例や術後局所再発症例に対しても，化学放射線療法を行うことにより切除が可能になった症例には，切除を行ったうえで，外科的切除断端陽性か断端近くまで癌の浸潤が認められた場合に術中電子線照射が行われる施設もあり，集学的治療で根治が目指せる場合も少なくない．

2 大腸癌の緩和的放射線治療

1）切除不能局所進行もしくは術後局所再発直腸癌

切除不能局所進行もしくは術後局所再発直腸癌に対しては，化学放射線療法を行って切除が可能になった場合に手術が行われることは前述したが，切除可能とならない場合には，放射線治療は60 Gy/30分割程度まで照射し，その後経過観察となる．そのなかには治癒するものもあるが，多くの場合には再発をきたす．その場合には追加治療として，全身化学療法が通常行われる．

また現時点では保険診療の範疇にはないが，重粒子線治療は酸素効果がなく低酸素細胞にも同様に有効であるとされ，低酸素細胞が多く含まれるといわれている再発直腸癌に対して有効であるという報告もあり，今後に期待がもたれている．

さらに局所再発例に化学放射線療法を行ったあとに再々発をきたした場合には，定位的に再発病巣のみに36 Gy/3分割程度の照射を行って効果があったという報告[3]もあるが，まだ直腸癌への定位放射線治療自体の保険適用がなく，臨床試験として行うべき治療であると考えられる．

2）肝転移

大腸癌からの肝転移における通常の治療は全身化学療法であり，いわゆるオリゴメタ（少数転移）の状態であれば，手術単独または全身化学療法を行いながら切除を行うことで予後が改善するとされている．しかしながら，何らかの理由で切除不能，手術不能もしくは手術拒否の場合には，腫瘍局所に線量を集中させる定位照射が用いられることがある．放射線治療の線量は40 Gy/4〜5分割で腫瘍辺縁に照射する．肝臓は次に述べる肺に比較して体積が小さいので，正常肝への照射線量と体積を低く抑える必要がある．同時に残肝の予備能にも注意を払うべきである．また肝臓は肺よりも呼吸性移動の影響を強く受ける臓器であるので，次に示す動体追尾照射をはじ

3) 肺転移

　肺転移に対しても全身化学療法を行いながら数か月経過を観察し，転移個数が数個以内で，それが観察期間に増加してこなければ，通常は切除を検討する．しかしながら，切除不能な場合や呼吸機能が十分でない場合，全身状態的に手術不能である場合には，定位照射を行うこともある[4]．照射体積の決定の際には，腫瘍の呼吸性移動を加味しながら照射範囲を決めることが重要である．照射に必要な線量は転移の大きさにもよるが，大腸癌の肺転移は放射線感受性が高くないため，腫瘍辺縁に 50〜60 Gy/4〜5 分割を照射する．また最近では特に腫瘍が下肺野にある場合に，腫瘍の呼吸性移動に一致するように腫瘍を追尾しながら定位照射を行う動体追尾照射も実施されるようになっている．

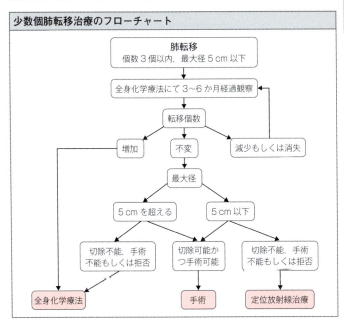

少数個肺転移治療のフローチャート

4) 脳転移

　脳転移は大腸癌の進行期に比較的多く起こる転移である．脳転移

に対する手術は，①全身状態が良好で，②摘出可能な部位にあり，③最大径が放射線治療で制御困難な 3 cm 超であり，④個数が単発か数個までの場合に適応となる．その他の場合には放射線治療の適応となり，個数が少ない（数個程度まで）場合には転移病巣部のみを照射する定位照射が用いられ，数が多い場合には脳組織全体をターゲットとした全脳照射が行われる．全脳照射の線量分割は 30 Gy/10 分割/2 週間が基本であるが，全身状態によっては 20 Gy/5 分割/1 週間のスケジュールも用いられる．定位照射の場合の線量分割は大きさによって異なるが，当院では，腫瘍の最大径が 2 cm 以下の場合は 23 Gy/1 分割で照射し，それを超える場合には 35 Gy/3 分割もしくは 35 Gy/5 分割で照射している．これらの線量はいずれも腫瘍辺縁への線量であり，腫瘍中心にはそのおよそ 140 % の線量を照射することにしている．また脳転移を手術した症例でも完全摘出は困難なため，通常追加で全脳照射もしくは定位照射を加える．さらに全脳照射を施行した症例でも腫瘍が消失しなかったり，再発してきたりした症例には定位照射を行うこともある．

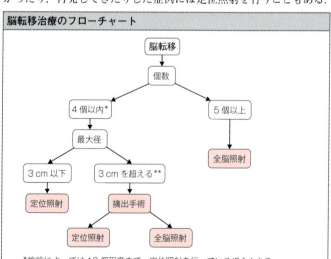

脳転移治療のフローチャート

*施設によっては 10 個程度まで，定位照射を行っている場合もある．
**転移が後頭蓋窩に存在する場合や，周囲の浮腫が強い場合には，3 cm 以下でも摘出手術を行うことがある．また複数個の転移の場合，残りの小病変には定位照射を行う場合が多い．

5) 骨転移

　骨転移は，最も広範囲に起こる遠隔転移であるが，そのうち脊椎に転移を起こすことが最も多い．骨転移による問題は疼痛，病的骨折および脊椎圧迫症による麻痺の出現である．骨転移に対しては，手術は侵襲的であるために，手術に先立って放射線治療が行われることが多い．緩和的な放射線治療は骨転移に適切なマージンの領域を確保して，通常 30 Gy/10 分割/2 週間の照射が行われる．線量分割に関しては，8 Gy/1 分割，20 Gy/5 分割，30 Gy/10 分割，37.5～40 Gy/15 分割など種々の分割法があるが，除痛だけに限ってみると，1 回照射でも分割照射でも効果は変わらないといわれている．しかしながら，脊椎圧迫症およびその予防に関しては，総線量は 30 Gy 程度の高線量のほうがよいとされている[5]．それでも大腸癌は予後が比較的長いため，病巣の再燃が起こることもまれではなく，2 回目以降の照射として 8 Gy の単回照射を行うか，手術可能であれば，椎弓切除術を加えて除圧することも行われる．最近ではそのような症例に対し，強度変調放射線治療と定位照射の技術を組み合わせて，脊椎のみに高線量を 1 回もしくは少数回照射する方法も開発されてきている[6]．また骨転移に親和性のある放射性医薬品〔塩化ストロンチウム（メタストロン®）〕の逐次併用投与や，骨転移の治療薬であるゾレドロン酸（ゾメタ®）やデノスマブ（ランマーク®）との併用投与で効果が上がる場合も多い．

3 予後

　予後決定因子は原発巣の制御と他臓器転移巣の活動性に依存するが，いずれの場合でも最近の全身化学療法の進歩で予後は延長傾向にある．特に原発巣が根治的に切除され，他臓器転移がない少数個の遠隔転移の場合，全身疾患であるといえども，その臓器の転移が制御されれば長期の予後が期待され，場合によっては治癒したと考えられる症例もある．そのため，緩和治療といっても，予後を考慮に入れた治療が必要である．

　大腸癌に対する放射線治療の役割を，主に緩和医療を中心に概説した．大腸癌は抗癌剤や分子標的薬の進歩によって予後が飛躍的に改善しつつあり，一昔前のように数か月の緩和期間で十分とされた

時代ではなくなった．そのため，緩和的放射線治療といっても緩和期間を考慮に入れた治療が必要である．特に原発巣が制御されていて，他臓器転移がないいわゆるオリゴメタの場合には，定位照射など根治的な治療を行うことが望ましくなってきている．同時に一部の分子標的薬は放射線治療との相互反応に関してまだ未解明の部分も多く，特に腸管系，血管系の有害事象にも注意を払った治療計画が望まれる．

● 文献
1) NCCN 診療ガイドライン 直腸がん．
   http://www.nccn.org/professionals/physician_gls/pdf/rectal.pdf
2) 大腸癌研究会(編)：大腸癌治療ガイドライン 医師用 2014 年版．金原出版，2014
3) Defoe SG, et al : Stereotactic body radiotherapy for the treatment of presacral recurrences from rectal cancers. J Cancer Res Ther 2011 ; 7 : 408-411
4) Navarria P, et al : Stereotactic body radiotherapy(sbrt) in lung oligometastatic patients : role of local treatments. Radiat Oncol 2014 ; 9 : 91
5) Lutz S, et al : Palliative radiotherapy for bone metastases : an ASTRO evidence-based guideline. Int J Radiat Oncol Biol Phys 2011 ; 79 : 965-976
6) Mahadevan A, et al : Stereotactic body radiotherapy reirradiation for recurrent epidural spinal metastases. Int J Radiat Oncol Biol Phys 2011 ; 81 : 1500-1505

(唐澤克之)

D 精神症状

1 合併する精神症状

癌治療中に合併する主な精神障害として，次の3つが知られている．

1) 適応障害

適応障害とは，ある特定のストレス因に対して，通常反応の範疇を超えた強い不安，落ち込み，あるいは行動上の問題が生じるというものである．

◆ 大腸癌患者にみられるストレス(病期別)

①診断の時期
　診断告知
　治療の選択
②初期治療の時期
　手術合併症(縫合不全,創感染,**腸閉塞**)
　治療後遺症(**便通障害**,**排尿障害**,**性機能障害**)
　ストーマ造設の場合:QOLの低下,ボディイメージの変容
　再発不安
③再発・転移後の時期
　再発告知
　身体的苦痛(疼痛,呼吸困難感,倦怠感)
　身体的機能低下(**摂食困難**,歩行困難)
　家庭　社会での役割喪失
④終末期
　自律性の喪失
　死の恐怖
⑤その他
　経済的問題
　家族調整

太字は大腸癌で頻度が高いもの.

2) うつ病

うつ病は適応障害と比較して,より強い不安,落ち込みが長期に持続するもので,時には現実的でない悲観的思考,不合理な罪責感,希死念慮が生じることもある.うつ病の合併は,癌治療への意欲,意思決定に影響するばかりでなく,自殺につながるおそれもあり,抗うつ薬をはじめとする精神科治療が必要となる.

3) せん妄

せん妄は,癌の進行期・終末期には高頻度に出現する.軽い意識のくもりを基盤に,注意力・思考力の低下,見当識障害がみられる脳機能不全の状態で,幻覚,妄想を伴うこともある.

◆ 癌患者のせん妄の原因

```
①身体状態
  中枢神経への直接的な障害(脳転移,癌性髄膜炎,髄膜播種)
  臓器不全による代謝性脳症(肝臓,腎臓,肺,心臓)
  電解質(脱水,低ナトリウム血症,高カルシウム血症など)
  薬剤(オピオイド,ステロイド,抗コリン薬,ベンゾジアゼピン系薬剤など)
  内分泌・代謝異常(血糖値異常,甲状腺機能障害,ビタミン欠乏など)
  感染症
  血液学的異常(貧血など)
  腫瘍随伴症候群
②薬剤
  オピオイド
  ステロイド
  抗コリン作用の強いもの
```

2 精神症状に対する薬物療法

 癌患者における向精神薬選択の基本は,副作用の少ないもの,抗癌剤との併用に問題のないものとされるが,特に大腸癌においては内服不可,坐薬不可の状況も多く,投与経路に配慮する必要がある.

1) 睡眠薬

 睡眠薬の多くがGABA受容体を作動させるものである.一般には,入眠困難には超短時間〜短時間作用型,中途覚醒・早朝覚醒に対しては中〜長時間作用型の睡眠薬を選択する.副作用のふらつきを回避するため,癌患者には,ω_1親和性が強いマイスリー®,アモバン®,あるいはメラトニンアゴニストであるロゼレム®が推奨されている.内服不可の場合,セニラン®坐薬,あるいはドルミカム®,サイレース®の点滴が用いられるが,ベンゾジアゼピン系薬剤の点滴使用時には中枢性の呼吸抑制に注意する.

2) 抗不安薬

 半減期が短く抗うつ効果もあるコンスタン®,ソラナックス®,CYPによる代謝を受けず肝障害がある場合に使いやすいワイパックス®が推奨されている.
 坐薬としてはセニラン®,ダイアップ®があるが,坐薬は抗不安よりも催眠効果が強い.

3) 抗うつ薬

 副作用の少ないものとして選択的セロトニン再取り込み阻害薬

(selective serotonin reuptake inhibitor：SSRI），セロトニン・ノルアドレナリン再取り込み阻害薬(serotonin-noradrenaline reuptake inhibitor：SNRI)が推奨されているが，SSRIで嘔気，SNRIで排尿困難が生じる可能性がある．SSRIのなかにはCYP阻害作用からタモキシフェンと併用禁忌となっているものがある．

緩和領域では，SNRIであるサインバルタ®が鎮痛補助薬としても用いられるほか，ノルアドレナリン作動性・特異的セロトニン作動性抗うつ薬(noradrenergic and specific serotonergic antidepressant：NaSSA)であるリフレックス®，レメロン®は，催眠，制吐，食欲増進効果の発現が早いことから広く用いられている．

点滴製剤としては唯一，三環系抗うつ薬であるアナフラニール®があるが，抗コリン作用が強くせん妄の原因となりうるので注意が必要である．

4）抗精神病薬

癌医療においては，せん妄治療薬として用いられるほか，ステロイド精神病などの器質性・症状性精神障害に用いられる．注意すべき副作用は，錐体外路症状(アカシジア，パーキンソニズムなど)と，悪性症候群である．

せん妄の薬物療法としては，内服では錐体外路症状の少ないMARTA(multi-acting receptor targeted antipsychotics)や非定型抗精神病薬が選択されることが多いが，MARTAは糖尿病の既往がある場合には禁忌である．ドパミンシステムを安定させるエビリファイ®は，低活動型せん妄にも用いられる．セレネース®は内服のほか，点滴静注，筋注など多様な投与経路が可能である．

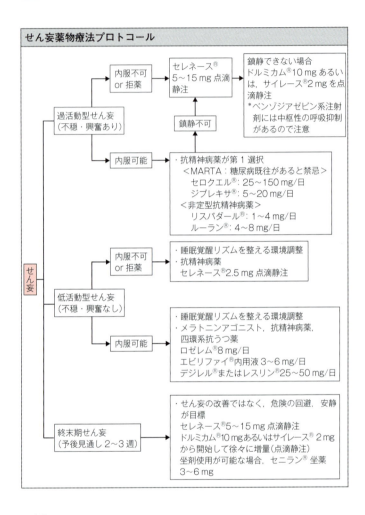

●文献
1) 内富庸介, 他(編):精神腫瘍学. pp165-190, 医学書院, 2011

(赤穂理絵)

E ペインクリニック

難渋するがん性痛治療には，薬物療法のみならず，神経ブロック療法が効果を発揮する場合もある．ここでは大腸癌患者のがん性痛に対する神経ブロック療法を紹介する．

1 総論

神経ブロック療法とは，ブロック針を穿刺して神経またはその周囲に薬液を注入することにより，末梢から中枢(脳)への神経伝達をブロック(遮断)する療法である．薬物療法では得られない切れのよい除痛や，対処困難な体動時痛の緩和が得られる．服薬中の鎮痛薬，特にオピオイドの減量が可能となり，その副作用(嘔気，眠気，便秘など)を軽減できる．また交感神経ブロックは，組織の血流改善により疼痛緩和だけでなく治癒促進，浮腫軽減，慢性痛予防効果も期待できる．適切な神経ブロックの選択・施行は患者QOLの向上に有用である．

2 禁忌

出血傾向，感染，体位保持困難，ショック状態，患者の理解・協力が得られない場合は原則禁忌である．ただしリスクとベネフィットを考慮し，十分なインフォームド・コンセントを行ったうえで施行する場合もある．

3 神経ブロックの種類

1) 神経破壊薬(エタノール)を使用した内臓神経ブロック

- X線透視下またはCTガイド下に施行
- 腹臥位または側臥位で行う
- 背部(後方)からアプローチする
- 造影剤を使用する
- 局所麻酔下に，場合によって軽い鎮静下に行う
- 合併症として，一過性の血圧低下，下痢，急性アルコール中毒などがある

①腹腔神経叢ブロック

上腹部内臓(肝臓・胆道系，膵臓，胃，空腸，回腸，盲腸，横行

結腸右半分,腎臓,副腎,腸間膜など)由来の上腹部・背部痛に対して,局所麻酔での試験的ブロックで鎮痛効果が確認できればエタノールを用いて行う.

②下腸間膜動脈神経叢ブロック

横行結腸左半分,S状結腸,直腸,膀胱,子宮,卵巣由来の下腹部痛,腰背部痛に対して,局所麻酔での試験的ブロックで鎮痛効果が確認できればエタノールを用いて行う.

③上下腹神経叢ブロック

直腸,子宮,前立腺,膀胱などの骨盤内臓の癌による下腹部痛,肛門部痛・会陰部痛(深部の痛み)に対して,局所麻酔での試験的ブロックで鎮痛効果が確認できればエタノールを用いて行う.

④不対神経節ブロック

肛門部痛,会陰部痛に対して行う.

2) フェノールサドルブロック

直腸癌術後の旧肛門部痛や会陰部痛に対して,体位を坐位としてくも膜下腔内にフェノールグリセリンを注入する.肛門部,会陰部の知覚脱失,膀胱直腸障害をきたす可能性が高いので,患者に対する十分なインフォームド・コンセントが必要である.尿路変更が可能である場合や,すでにストーマが造設されている場合はよい適応となる.

3) 脊髄鎮痛法(spinal analgesia)

①硬膜外鎮痛法

適切な高さ(頸椎以下どこでも)の硬膜外腔にカテーテルを留置し,局所麻酔薬および必要であればモルヒネを適切量添加して持続注入する.ポートを埋め込んで,患者自己調節鎮痛(patient-controlled analgesia:PCA)機能付きの携帯注入器で行う方法もある.

②くも膜下鎮痛法

痛み部位の支配領域のくも膜下腔内にカテーテルを留置し,運動神経麻痺ができるだけ起こらないように局所麻酔薬を濃度を微調整して持続注入する.癌の神経浸潤による神経障害性痛にも有効である.モルヒネを使用する場合は適切量を添加して持続注入する.必要最小量のオピオイドをその効果器である脳と脊髄に直接投与できるため,経口オピオイドの1/300,静注・皮下注オピオイドの1/100,硬膜外オピオイドの1/10の用量で鎮痛を得ることが可能で

あるといわれている.

4）その他：がん性痛に併発した非がん性痛疾患への対応
- トリガーポイントブロック：長期臥床などによる筋・筋膜性痛
- 星状神経節ブロック：顔面・上肢の帯状疱疹（後）神経痛，頸椎症，上肢痛，循環障害など
- 硬膜外ブロック：術後創部痛，下腿浮腫など

4 ポイント
- 神経ブロックは適応があればいつでも施行できる
- 薬物療法に先立って施行してもよい
- 癌治療と同様にがん性痛の治療は重要であり，並行して行うべきである
- オピオイドによる疼痛コントロールができなくなる前に，また患者の状態が悪化して神経ブロックが不可能となる前に専門医に相談する

● 文献
1) 日本ペインクリニック学会治療指針検討委員会（編）：ペインクリニック治療指針 改訂第4版．pp125-129，真興交易医書出版部，2013

（佐藤　洋）

17 社会的サポート

- ストーマ保有者（オストメイト）は，何年にもわたりストーマ装具の購入が必要となり，経済的負担を抱える
- 社会保障制度としては，永久ストーマの場合は身体障害者手帳の申請ができる．一時的ストーマの場合は，身体障害者手帳は申請できないが，医療費控除の対象となる
- ストーマ保有者は，加齢や病期の進行で管理困難となるケースも少なくない．その場合，介護保険制度による介護サービスを受けることができる

1 永久ストーマの社会保障制度

◆ 身体障害者手帳の交付によって受けられるサービス

①日常生活用具（ストーマ装具）の給付（9割補助，1割自己負担）
- 金額：蓄便袋 8,600 円前後，蓄尿袋 11,300 円前後（ともに1か月の上限額）
  ※上限を超えた分は自己負担
- 給付内容：ストーマ装具，ストーマ用品（剥離剤，皮膚保護シール，皮膚保護パウダー，消臭剤，皮膚被膜剤，固定用ベルト，レッグバッグ，ストーマ袋カバーなど），洗腸用具

②その他のサービス
- 交通機関の割引，医療費助成（3級以上），税金の減額・免除
- 携帯電話・PHS の割引，入浴サービスなど

身体障害者手帳申請の流れ

手術が決まったら，住民票のある区（市）役所へ行く

「身体障害者手帳申請用紙」と「診断書用紙」をもらう

手術直後，病院指定医に「診断書用紙」を渡し，「診断書」作成を依頼する

区（市）役所へ「診断書」「申請用紙」「印鑑」「証明写真（3×4 cm）」を提出する

1〜2か月後　身体障害者手帳交付

2 一時的ストーマの社会保障制度

◆ 医療費控除

- ストーマ装具を含む医療費の自己負担額が年間10万円を超える場合，医療費控除の対象となる
- 確定申告時にストーマ装具の領収書，ストーマ装具使用証明書(医師が記入)などを添付する

3 生活保護受給者が受けられる社会保障制度

◆ 装具交付サービス

- 永久ストーマ：身体障害者手帳が交付されるまでは，福祉事務所に「要否意見書」を提出する．「治療材料券」発行後，装具の受給を受けることができる
- 一時的ストーマ：ストーマ用品の補助が受けられる．患者または家族から生活保護担当者(区や市のケースワーカー)に連絡をとる
- 給付金額：蓄便袋8,600円前後，蓄尿袋11,300円前後(ともに1か月の上限額)

4 介護保険サービス

- 介護保険サービスの申請には年齢制限があり，65歳以上なら誰でも申請できる
- 40歳以上65歳未満は，特定疾病〔癌末期，脳血管疾患，慢性閉塞性肺疾患，関節リウマチ，筋萎縮性側索硬化症(ALS)，骨折を伴う骨粗鬆症など〕があれば申請できる
- 要介護・要支援の審査から認定までには1か月以上かかるため，必要と思ったらすぐ準備を始める
- 介護保険サービスには，訪問看護，訪問介護，デイケア，デイサービス，訪問入浴，介護用品レンタル・購入，住宅改修などがある

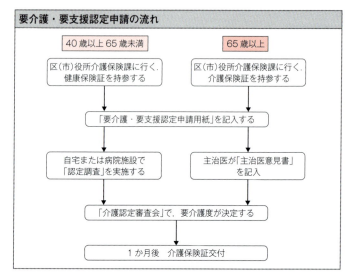

（佐々木尚美）

18 大腸癌におけるチーム医療

　癌治療では，手術療法のほか，化学療法，放射線療法など複数の治療法を組み合わせて行う集学的治療が求められる．加えて，痛みのコントロール，食事療法，心理的ケア，退院後の療養生活，経済的問題などの患者のQOLを考慮した治療方針の決定のために，キャンサーボードで討議を行う．

1 キャンサーボードとは

- 手術，放射線療法および化学療法に携わる専門的な知識・技能を有する医師や，その他の専門医師および医療スタッフなどが参集し，癌患者の症状，状態および治療方針などについて意見交換・共有・検討・確認などを行うカンファレンスのこと

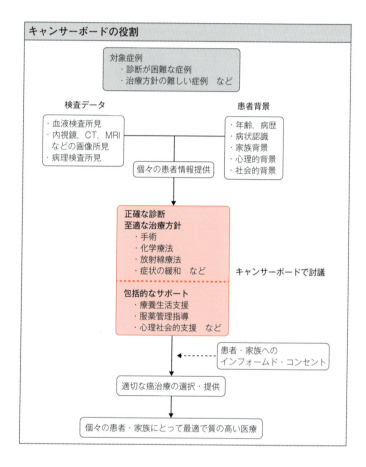

2 正確な診断のために

- 方針決定に必要な情報を収集し，総合的に診断を行う

◆ 診断のクリティカルポイント例1：内視鏡治療か，外科的治療か？

深達度 pT1a（粘膜下微量浸潤）と pT1b（粘膜下大量浸潤）の診断
- 内視鏡所見（通常内視鏡所見，拡大内視鏡所見，超音波内視鏡所見）…（消化器内科）
- 病理検査所見…（病理科）
- ステージ分類（リンパ節転移，腹膜転移，遠隔転移の評価）
  CT 所見，MRI 所見，PET-CT などの画像診断…（放射線診断科）

◆ 診断のクリティカルポイント例2：外科的療法か，非手術的治療か？

全身麻酔と外科的治療の侵襲の受容性の評価
- 全身状態の評価
  心肺機能，血栓症リスク評価（抗凝固療法），糖尿病コントロール状況など
                                                                （内科系各科）
- ステージ分類（遠隔転移の評価）…（放射線診断科）

3 至適な治療のために

- 個々の患者ごとにメリット・デメリットを考慮し，至適な治療方針を検討する

◆ 治療方針の検討

内視鏡治療…（消化器内科）
外科治療…（消化器外科）
化学療法…（消化器内科/腫瘍内科）
放射線治療…（放射線治療科）
症状の緩和…（緩和ケア科）

- 治療方針としては単独治療，複数の治療を同時または経過とともに併用，多発性病変では病変ごとに治療法を選択することもあり，患者の医学的・社会的背景を考慮し多職種で検討を行う

◆ 治療におけるクリティカルポイント例

消化管狭窄を伴う Stage IV の大腸癌の治療方針
- 外科切除（原発巣切除/ストーマ造設）後の化学療法
- ステント挿入後の化学療法

などの選択肢と緩和医療の組み合わせ，治療方法，治療のタイミングなどを個々の患者にとって適切なものとなるよう総合的に検討する

4 患者に対する包括的なサポートのために

- 心理的・社会的な問題の解決調整援助
   …(医療ソーシャルワーカー)
  - 経済的問題(医療費や生活費など)の解決援助
  - 退院支援：在宅ケアや転院など
- 精神的な問題の解決調整援助(スピリチュアル・ケアなど)
   …(精神科医, チャプレンなど)
- 栄養状態の改善…〔栄養サポートチーム(NST), 管理栄養士〕
- 服薬管理指導…(薬剤師)
- 患者のケア全般…(看護師)

● 文献

1) 厚生労働省：がん診療連携拠点病院の整備について(平成 20 年 3 月 1 日付 健発第 0301001 号 厚生労働省健康局長通知)
   http://www.mhlw.go.jp/topics/2006/02/tp0201-2.html
2) Lamb BW, et al : Quality of care management decisions by multidisciplinary cancer teams : a systematic review. Ann Surg Oncol 2011 ; 18 : 2116-2125

(小泉浩一)

付録

A 大腸癌取扱い規約とTNM分類の相違点

◆ 取扱い規約第8版とTNM分類の対照表

	大腸癌取扱い規約 第8版		TNM分類	
壁深達度	TX	壁深達度の評価ができない	TX	原発腫瘍の評価が不可能
	T0	癌を認めない	T0	原発腫瘍を認めない
	Tis	癌が粘膜内にとどまり, 粘膜下層に及んでいない	Tis	上皮内または粘膜固有層に浸潤
	T1a	癌が粘膜下層(SM)までにとどまり, 浸潤距離が1,000μm未満である	T1	粘膜下層に浸潤する腫瘍
	T1b	癌が粘膜下層(SM)までにとどまり, 浸潤距離が1,000μm以上であるが固有筋層(MP)に及んでいない		
	T2	癌が固有筋層まで浸潤し, これを越えない	T2	固有筋層に浸潤する腫瘍
	T3	癌が固有筋層を越えて浸潤している 漿膜を有する部位では癌が漿膜下層にとどまる 漿膜を有しない部位では癌が外膜までにとどまる	T3	漿膜下層または漿膜被覆のない結腸あるいは直腸の周囲組織に浸潤する腫瘍
	T4a	癌が漿膜表面に露出している	T4a	臓側腹膜を貫通する腫瘍
	T4b	癌が直接他臓器に浸潤している	T4b	他の臓器または組織に直接浸潤する腫瘍
	注:EX*のうち脈管/神経侵襲病巣は壁深達度として判定する		注:腫瘍デポジットはT1/T2の壁深達度の判定には用いない	
リンパ節転移	N1	腸管傍リンパ節と中間リンパ節の転移総数が3個以下	N1	1~3個の所属リンパ節転移
	N2	腸管傍リンパ節と中間リンパ節の転移総数が4個以上	N1a	1個の所属リンパ節転移
	N3	主リンパ節に転移を認める. 下部直腸癌では側方リンパ節に転移を認める	N1b	2~3個の所属リンパ節転移
			N1c	漿膜下層または腹膜被覆のない結腸/直腸の周囲軟部組織内に腫瘍デポジットがあるが, 所属リンパ節転移がない
			N2	4個以上の所属リンパ節転移
			N2a	4~6個の所属リンパ節転移
			N2b	7個以上の所属リンパ節転移
	注:EX*のうちND(tumor nodule)はリンパ節として取り扱い, NDの個数はリンパ節転移個数に計上する.		注:腫瘍デポジットのうちリンパ節が癌に置換されたものと病理医が判断するもののみをリンパ節として取り扱い, その数をリンパ節転移個数に計上する.	

(つづく)

◆ 取扱い規約第 8 版と TNM 分類の対照表（つづき）

	大腸癌取扱い規約 第 8 版		TNM 分類	
遠隔転移	M0	遠隔転移を認めない	M0	遠隔転移なし
	M1	遠隔転移を認める	M1	遠隔転移あり
	M1a	1 臓器に転移を認める	M1a	1 臓器に限局する転移（肝，肺，卵巣，所属外リンパ節）
	M1b	2 臓器以上に遠隔転移を認める	M1b	2 臓器以上，または腹膜転移

＊リンパ節構造を伴わない壁外非連続性癌進展病巣
〔大腸癌研究会（編）：大腸癌取扱い規約 第 8 版．pp98-99，金原出版，2013 より一部改変〕

◆ Stage 分類

		N 因子				M1a	M1b
		N0	N1	N2a	N2b	すべての N	
T 因子	Tis	0					
	T1	Ⅰ	ⅢA			ⅣA	ⅣB
	T2			ⅢB			
	T3	ⅡA					
	T4a	ⅡB		ⅢC			
	T4b	ⅡC					

〔Sobin LH, et al（eds）：TNM Classification of Malignant Tumours, Seventh Edition. Wiley-Blackwell, Chichester（UK），2010 より〕

（中野大輔）

B CV ポート

　大腸癌患者では，①抗癌剤投与ルート，②在宅医療の中心静脈栄養（total parenteral nutrition：TPN）投与ルートとしてポート留置の機会が増えている．当院大腸外科での豊富なポート留置術と使用経験〔2011〜2014 年の 4 年間で 336 件の留置術，NCD（National Clinical Database）登録数〕に基づいたポイントをまとめる．

1 ポートとは何か

　中心静脈内に留置したカテーテルを接続し，皮下に埋め込む1.5 cm 大の器具のこと．ポートを皮膚から刺入することにより，繰り返し薬剤の注入が可能となる．注入漏れがなく，血管確保が確実であり，薬剤投与による静脈炎の発生もない利点がある．先端が静脈以外に動脈・腹腔内・硬膜外腔などにあるものもあるが，ここでは静脈にある中心静脈ポート（central vein port：CV ポート）に

限定して説明する．

2 種類

　①鎖骨下静脈留置，②内頸静脈留置，③前腕・上腕部留置があるが，ここでは①②について述べる．また，CV ポートは 2016 年 3 月現在 4 種類が認可を受け発売されている．

3 CV ポート挿入術

1) 環境

　清潔手技の徹底と安全を鑑み，当科では手術室で ECG・S_pO_2・血圧モニタリング下に行っている．全身麻酔で施行する施設もあるが，基本的に<u>局所麻酔で十分</u>であり，特に安静の保てない患者や不安の強い患者では鎮静薬による浅いセデーションを行う．主に術者と助手 2 人，それに外回り看護師 1 人で行う．

　カテーテル先端の位置を透視下に決定する．術後に胸部 X 線を撮影し，気胸なくカテーテルが正しい位置にあることを確認する．

2) ポイント

　局所麻酔では前胸部や頸部という顔に近い部位の操作であり，覆い布で顔を覆われた患者は恐怖を強く感じるため，<u>常に声を掛けながら</u>の手術を心掛ける．研修医や若手外科医が執刀することが多いが，指導医は患者に不安を与えないよう指導しつつ施行することが重要である．また，清潔手術であり血管内に人工物を留置する手術であるため，感染予防として<u>清潔操作をミスせず行うことが特に重要</u>である．局所麻酔を十分量使用し，術後には鎮痛薬を準備してある旨を患者に伝える．

4 大腸癌患者に対する使い方

　進行再発大腸癌患者に対し，抗癌剤（主に FOLFOX，FOLFIRI）投与前にポートを留置する．化学療法終了後に　積極的にはポート抜去はしていない．これは，再発し終末期になったときに，在宅医療時の TPN 投与経路として再度利用する場合があるためである．

5 ポートによるトラブル

- 留置後感染したら，基本的には必ずポートを抜去する

- 創部が離開したら，ポートを抜去し再手術を行うべきである．ポケットが尾側方向に浅く，創の直下にポートが存在していることが理由として考えられる
- 滴下不良時には生理食塩水でフラッシュを試みるが，あまり圧をかけすぎないよう注意する．それでも滴下しなければ X 線でカテーテルの走行を確認し，ポートから造影検査を行いフィブリンシースの有無や閉塞，ポートのひっくり返りなどを確認する
- フィブリンシースはフィブリンによりカテーテルに鞘（シース）のようなものができてしまう状態で，まれに経験される．基本的にポートの入れ替えを必要とする
- ポートからの造影は限られた種類（BARD®X-ポート®isp）でのみ可能である．
- ピンチオフは，鎖骨下静脈からの穿刺時に特有のトラブルであり，カテーテルを鎖骨と第 1 肋骨の間に挟み込んでしまったために生じるカテーテルの閉塞および損傷をいう．報告のなかにはカテーテルが完全に断裂し血管内に遊離してしまい，血管内治療（interventional radiology：IVR）により断裂カテーテルの回収を要したものもある．カテーテルが断裂した場合，その先端は解剖学上，上大静脈→右心房→右心室→肺動脈と移動する可能性がある

■ カテーテル・ピンチオフの徴候（添付文書から抜粋）
- 臨床的なもの：①血液の吸引が難しい．②注入に抵抗がある．③輸液や血液吸引に患者の体位の変更が必要な場合
- 放射線学的徴候：胸部 X 線像のグレード 1 あるいは 2 の変形ピンチオフが抜去すべき重症度なのかを評価すること．鎖骨と第 1 肋骨領域に，何らかのカテーテルの変形を認めた場合，慎重に経過観察を続ける．ピンチオフにはいくつかの段階（グレード）があり，各段階は次のように，胸部 X 線透視によって確認すること

◆ ピンチオフのグレードと対応策

グレード	重症度	推奨する対応策
グレード0	変形なし	何もしない
グレード1	カテーテル内腔の狭窄はないが，変形が認められた	ピンチオフが進行していないか1〜3か月に1回，胸部X線撮影を行う
グレード2	カテーテル内腔の狭窄があり，変形が認められた	カテーテルの抜去を考慮する
グレード3	カテーテルが破損もしくは離断した	ただちにカテーテルを抜去する

(BARD® X-ポート® isp 添付文書より引用)

- ピンチオフを避けるために，第1には鎖骨下静脈穿刺をしないことである．どうしても鎖骨下静脈穿刺をしなければならない場合，添付文書に記されている通りに注意する．「鎖骨下静脈からアプローチする際は，第1肋骨の縁よりも中枢側の鎖骨下静脈からカテーテルを挿入しないこと(カテーテルが鎖骨と第1肋骨の間で挟まれて圧迫されるカテーテル・ピンチオフの発生頻度が高くなる)」
- ポートからの採血は種類により可能だが，そこから得られるデータの信憑性には常に疑義をもつ必要がある．当科ではポートからの採血は行っていない

6 ポートのメンテナンス方法について

- ポートは使用時以外は特にドレッシング材を必要としないが，挿入後に抜糸が必要な糸(ナイロンなど)で皮膚を縫合している場合はその糸が衣服にひっかかり痛みが生じるため，滅菌のドレッシング材を数日間〜抜糸まで使用する
- ポートを留置したままでも，穿刺していなければそのまま入浴は可能である．運動も胸部を激しく打撲するようなもの以外は許可している
- カテーテル使用後のロックについては，ポートの種類により方法が異なる．各添付文書に詳細に記されているため，必ず参照すること
- 穿刺時にはアルコール綿での消毒のみで，非滅菌手袋による穿刺でよい

- 患者あるいは家族が在宅 TPN などで穿刺を行う場合,不適切な管理によりポート感染を繰り返すケースがある.その際には清潔操作やポート管理の指導を行うべきである
- ポートは特にトラブルがなければ 2〜3 年,あるいは 5 年を超える長期の使用に耐えられる

7 ポート抜去

局所麻酔下にベッドサイドまたは病棟の処置室で行う.コツは,皮膚切開を留置術時の瘢痕におくのではなく,ポートの真上に新しくおくことである.そして断裂を避けるため,カテーテルは強く引っ張らないようにする.断裂してしまった場合,心臓内にトラップされ血栓などの原因となるため,緊急で IVR を行う.大腿静脈から血管内異物除去用カテーテルを用いて回収する.

8 ポートの将来

厚生労働省による在宅医療の推進のため,大腸癌領域のみならずあらゆる分野で,TPN 投与ルートとしてのポートの利用は増え続けると考えられる.穿刺ルートに関しては,エコーガイド下の穿刺が主流となり,内頸アプローチ,鎖骨下アプローチ,上腕アプローチによるポート留置が安全にできると思われる.

(中山祐次郎)

◆ 索引

欧文

数字・ギリシャ文字

0型(表在型)癌の肉眼型診断における留意点　27
3段階除痛ラダー　185
5-FUの副作用対策　136, 138
5-FU/LV　91, 120
5-FU/LV＋ベバシズマブ　121
5年生存率，部位別　50
α-フェトプロテイン(AFP)産生腺癌　40

A

ABCD-Stoma®　160
abdominoperineal resection (APR)　75
adenocarcinoma　39
adenosquamous carcinoma(asc)　40

B

B細胞性リンパ腫　42
bridge to surgery(BTS)　127

C

CapeOX　92, 117
―― の副作用対策　138
carcinoid tumor　41
chromosomal instability(CIN)　8
classical pathway　7
copy number alteration(CNA)　8
CpGアイランドメチル化形質(CIMP)　9
CPT-11の禁忌　136
CPT-11の副作用対策　137
CROSS　126

CTコロノグラフィー(CTC)　18
CT検査　33
―― による経過観察の目安　34
―― の限界　34
CVポート　210

D

D3郭清　69
defense　128

E

endocrine cell carcinoma　41
endocrine cell tumor　40
endoscopic mucosal resection (EMR)　55
endoscopic submucosal dissection(ESD)　55
ERASプロトコル　87
extramammary Paget's disease　42

F

FOLFIRI　115, 116
―― の副作用対策　136
FOLFIRI＋セツキシマブ　115
FOLFIRI＋パニツムマブ　115
FOLFIRI＋ラムシルマブ　115, 116
FOLFIRI±ベバシズマブ　115
FOLFOX　91, 113
FOLFOX＋セツキシマブ　113
FOLFOX＋パニツムマブ　113
FOLFOX＋ベバシズマブ　113
FOLFOXIRI　118
FOLFOXIRI＋ベバシズマブ　118

G

gastrointestinal stromal tumor (GIST)　42

Golytely 法 22
Grade 分類
 ――, infusion reaction の 144
 ――, 手足皮膚反応の 139
 ――, 皮膚障害の 146
 ――, 末梢神経障害の 135
Group 分類 45

H

hybrid ESD 56

I

INFa(膨張型) 44
INFb(中間型) 44
INFc(浸潤型) 44
infusion reaction 143, 154
 ―― の Grade 分類 144
intersphincteric resection(ISR)
 76

L

low anterior resection(LAR) 75

M

M 因子 46
malignant melanoma 41
medullary carcinoma 40
mFOLFOX6 92, 114
 ―― の副作用対策 134
Miettinen の分類 42
MRI 検査 34
MRI 所見, 大腸癌肝転移の 35
MRI 造影剤 35
muc 39
myogenic tumor 42

N

N 因子 46
neurogenic tumor 42
NSAIDs 185

P

pap 39
perineural invasion(PNI) 51

PET 検査 36
PET-CT 37
PMX-DHP 130
PN 44
polypectomy 55
precutting EMR 56

R

rebound tenderness 128

S

S 状結腸切除 D3 郭清 70
serrated pathway 7
sig 40
Sims 位 21
SM 深部浸潤 27
spinal analgesia 200
squamous cell carcinoma(scc)
 40
Stage 分類 46, 48
Stage 別再発率, 大腸癌治癒切除後の 50
super lower anterior resection(SLAR) 75
surgical trunk 70

T

T 因子 46
TAS-102 122
 ―― の副作用対策 152
the colorectal obstruction scoring system(CROSS) 126
TNM 分類と大腸癌取扱い規約の相違点 209
total mesorectal excision(TME)
 73
tumor-specific mesorectal excision(TSME) 74

U

UGT1A1*6 137
UGT1A1*28 137

V

video-assisted thoracic surgery（VATS） 104

W

WHO 3段階除痛ラダー 185

和文

あ

アセトアミノフェン 132, 185
アセリオ® 132
悪性黒色腫 41
悪性上皮性腫瘍 39
悪性リンパ腫 42
圧迫法 31

い

イリノテカンの禁忌 136
イリノテカンの副作用対策 137
医療費控除 203
一時的ストーマの社会保障制度 203
印環細胞癌 40

う

うつ病 195
右側結腸癌の腹腔鏡手術 67
上方向リンパ節郭清 72

え

永久ストーマの社会保障制度 202
遠隔転移 33

お

オキサリプラチン
―― の禁忌 134
―― の減量・休薬基準 136, 138, 140
―― の副作用対策 135, 140

オピオイド 185
オピオイド・スイッチング 186
オリゴメタ 194
黄疸に対する外科治療 188
温存分類, 自律神経系の 80

か

カテーテル・ピンチオフ 212
カペシタビン 121
―― の減量・休薬基準 138, 140
―― の副作用対策 139
カペシタビン＋ベバシズマブ 121
カルチノイド腫瘍 41
下腸間膜動脈神経叢ブロック 200
下腹神経温存 79
下部消化管内視鏡検査 22
化学療法, 切除不能肝転移に対する 101
化学療法, 切除不能進行再発大腸癌に対する 112
可逆性後白質脳症症候群, 副作用としての 143
介護保険サービス 203
開腹手術 66
解剖, 肛門部の 75
解剖, 大腸の 1
括約筋間直腸切除術 76
合併症, ストーマの 169
肝障害, 副作用としての 150
肝切除術 95, 101
肝転移 47
―― に対する緩和的放射線治療 190
―― に対する周術期化学療法 103
―― に対する治療 95, 101
―― に対する熱凝固療法 96
―― の評価 35, 36
肝動注療法 96
間質性肺炎, 副作用としての 148

間質量　44
感染症，副作用としての　153
管状腺癌　39
緩和医療　184
緩和的放射線治療法　189

き

キャンサーボード　205
休薬，抗血小板薬・抗凝固薬の
　　　　　　　　　　　58
休薬基準
　──，オキサリプラチンの
　　　　　　　136, 138, 140
　──，カペシタビンの　138, 140
　──，セツキシマブの　148
　──，パニツムマブの　148
　──，ラムシルマブの　155
　──，レゴラフェニブの
　　　　　　　　　150, 151
休薬・中止規定，ベバシズマブの
　　　　　　　　　　　142
救急処置，大腸癌治療における
　　　　　　　　　　　125
狭隅角緑内障　24
局所再発，直腸癌　107
局所再発に対する治療方針　109
筋性防御　128
禁忌
　──，CPT-11 の　136
　──，イリノテカンの　136
　──，オキサリプラチンの　134

く

クエン酸マグネシウム等張液　23
クリニカルパス　89
くも膜下鎮痛法　200
工藤・鶴田分類　27

け

下痢，副作用としての　137, 149
外科治療　62
　──，黄疸に対する　188
　──，腸管閉塞に対する　187
　──，疼痛に対する　187
　──，尿閉に対する　188
経過観察，MRI による　35
経過観察の目安，CT 検査による
　　　　　　　　　　　34
血管系，大腸の　3
血行性転移の治療　95
血栓塞栓症　154
　──，副作用としての　142
血便　19
結腸癌手術　69
結腸ストーマからの内視鏡検査
　　　　　　　　　　　29
結腸切除クリニカルパス　89
減量・休薬基準
　──，オキサリプラチンの
　　　　　　　136, 138, 140
　──，カペシタビンの　138, 140
　──，セツキシマブの　148
　──，パニツムマブの　148
　──，ラムシルマブの　155
　──，レゴラフェニブの
　　　　　　　　　150, 151

こ

口内炎，副作用としての　138
交代性便通異常　19
抗うつ薬　196
抗血小板薬・抗凝固薬の休薬　58
抗精神病薬　197
抗不安薬　196
肛門部の解剖　75
後出血　59
高血圧，副作用としての
　　　　　　　141, 151, 155
硬膜外鎮痛法　200
硬膜外ブロック　201
骨髄抑制，副作用としての　153
骨転移
　──に対する緩和的放射線治療
　　　　　　　　　　　193
　──に対する治療　98
　──の評価　36
骨盤内臓神経・骨盤神経叢温存
　　　　　　　　　　　79

さ

サーベイランス，内視鏡治療後の 61
左側結腸癌の腹腔鏡手術 68
再発出現率，術後経過年数別の 50
再発大腸癌の治療方針 94

し

止血術，内視鏡的 128
死亡 10
自律神経温存 74
自律神経温存手術 77
　―― の適応 78
自律神経系の温存分類 80
社会生活，術後の 182
社会的サポート 202
社会保障制度 202
手術前オリエンテーション 164
腫瘍触知 20
授動切除 71
周術期化学療法，肝転移に対する 103
充盈法 31
重粒子線治療 110
絨毛癌 40
出血，偶発症としての 59
出血，副作用としての 141, 155
術後
　―― の社会生活 182
　―― の食生活 180
　―― の排便状態 181
術後画像診断のフローチャート 38
術後合併症 89
術後管理 89
術後局所再発直腸癌 190
術後経過年数別累積再発出現率 50
術後検査，CT 33
術後検査，PET 37
術後ストーマケア 168
術後補助化学療法 90
術前検査
　――，CT 33
　――，MRI 35
　――，PET 36
術前術後管理 86
術前処置 88
術前ステント 127
除痛ラダー 185
小腸 GIST の転移リスク分類 42
消化管間質腫瘍 42
消化管穿孔，副作用としての 142, 155
症状，大腸癌の 19
上下腹神経叢温存 78
上下腹神経叢ブロック 200
上方向リンパ節郭清 72
静脈血栓塞栓症，副作用としての 142
食生活，術後の 180
触診 20
身体障害者手帳 202
神経，大腸の 5
神経侵襲 44
神経性腫瘍 42
神経ブロック療法 199
浸潤型（INFc） 44
浸潤増殖様式 44
深達度 43
深達度診断 27
進行・再発大腸癌の治療 94
進行度，病理学的 49
進展・発生，大腸癌の 7
診断の流れ 17

す

スクリーニング 15
ステント 187
　――，術前 127
ストーマ
　―― の合併症 169
　―― の管理方法 162
　―― の種類 157
　―― の治療経過 159, 160
　―― の分類 158

ストーマ外来　173
ストーマ管理　157
ストーマケア　162, 169
　——, 術後　168
ストーマサイトマーキング　164
ストーマ周囲皮膚障害　160
ストーマセルフケア指導　165
　—— の流れ　164
ストーマ造設
　—— が必要になる疾患　157
　—— 後の生活　164
ストーマ袋内の排泄物の処理
　　　　　　　　　　　166
ストーマリハビリテーション
　　　　　　　　　　　162
ストレス　195
睡眠薬　196
髄様癌　40

せ

セツキシマブ　119
　—— の減量・休薬基準　148
　—— の皮膚障害発現頻度　147
　—— の副作用対策　143
せん妄　195
　—— の薬物療法　197
生活保護受給者が受けられる社会保障制度　203
生検診断　28
生検組織診断分類　45
性機能対策　177
星状神経節ブロック　201
精神症状　194
　—— に対する薬物療法　196
脊髄鎮痛法　200
切除不能肝転移に対する化学療法　101
切除不能局所進行直腸癌　190
切除不能進行再発大腸癌に対する化学療法のアルゴリズム　112
染色体不安定性　8
穿孔　59
腺癌　39
腺扁平上皮癌　40

全身化学療法　95, 110
　—— の副作用対策　134

そ

組織学的効果判定, 薬物治療/放射線治療の　44
早期癌の定義　39
創傷治癒障害/遅延, 副作用としての　142, 155
装具交換方法　166, 167
装具交付サービス　203
簇出　43
造影剤, MRIにおける　35
側方リンパ節郭清　73, 81
　—— の適応　83
　—— の問題点　86
側方リンパ節転移　82
　—— 陽性例の予後　85
側面変形の分類　32

た

大腸
　—— の解剖　1
　—— の血管系　3
　—— の神経　5
　—— の部位　1
　—— のリンパ節　3
大腸イレウス　23
大腸癌肝転移のMRI所見　35
大腸癌治療における救急処置　125
大腸癌取扱い規約とTNM分類の相違点　209
大腸癌の発生・進展　7
大腸術前ステント　127
大腸ステント　187
大腸生検組織診断分類　45
大腸閉塞スコア　126
大腸壁の構造　6
蛋白尿, 副作用としての　141, 155
断端　43

ち

チーム医療　205
治癒切除後の Stage 別再発率　50
治療　53
　——，肝転移の　95, 101
　——，骨転移の　98
　——，進行・再発大腸癌の　94
　——，脳転移の　97
　——，肺転移の　96, 104
　——，腹膜播種の　99
中間型（INFb）　44
注腸造影検査　30
　——の有用性　32
超低位前方切除術　75
腸管減圧法の利点と欠点　126
腸管授動切除　71
腸管洗浄　22
腸管閉塞に対する外科治療　187
直腸癌局所再発　107
　——に対する治療方針　109
直腸癌手術　72
直腸癌手術術式　75
直腸指診　21
鎮痙薬/鎮静薬/鎮痛薬　24

つ

追加治療
　——の適応基準，内視鏡治療後の　60
　——を検討する事項，内視鏡的切除後に　43

て

テネスムス　20
手足症候群，副作用としての
　　　　　　　　　138, 139, 149
手足皮膚反応の Grade 分類　139
低位前方切除術　75
低分化腺癌　39, 51
低マグネシウム血症，副作用としての　148
定義，早期癌の　39

適応基準，内視鏡治療後の追加治療の　60
適応障害　194

と

トーヌス　22
トリガーポイントブロック　201
トリフルリジン・チピラシル　122
　——の副作用対策　152
疼痛　130
　——に対する外科治療　187
　——の評価　184
　——の分類　184
疼痛コントロール　184
動脈血栓塞栓症，副作用としての　142

な

内視鏡検査　22
内視鏡治療　55
　——後のサーベイランス　61
　——後の追加治療の適応基準　60
内視鏡的止血術　128
内視鏡的切除後に追加治療を検討する事項　43
内視鏡的粘膜下層剝離術　55
内視鏡的粘膜切除術　55
内臓神経ブロック　199
内分泌細胞癌　41
内分泌細胞腫瘍　40

に

ニフレック®　22
二重造影法　30
肉眼型診断　26
肉眼型分類　39
乳頭腺癌　39
乳房外パジェット病　42
尿閉に対する外科治療　188

ね

ネフローゼ症候群，副作用としての　155

熱凝固療法,肝転移に対する 96
粘液癌 39

の

脳転移
　―― に対する緩和的放射線治療 191
　―― に対する治療 97

は

ハイリスクグループ 15
バリウム 30
パニツムマブ 119
　―― の減量・休薬基準 148
　―― の皮膚障害発現頻度 147
　―― の副作用対策 143
肺切除術 96
肺転移 47
　―― に対する緩和的放射線治療 191
　―― に対する治療 96, 104
排泄物の処理,ストーマ袋内の 166
排尿機能障害 175
排尿対策 175
排便機能障害 174
排便状態,術後の 181
排便対策 174
発生・進展,大腸癌の 7
反跳痛 128

ひ

ビジクリア® 23
皮膚障害
　――,ストーマ周囲の 160
　―― の Grade 分類 146
　―― の発現頻度,セツキシマブとパニツムマブによる 147
非 Hodgkin リンパ腫 42
非ステロイド性抗炎症薬 185
被覆穿孔 129
表在型(0型)癌の肉眼型診断における留意点 27
病理学的検索事項 43

病理学的進行度 49
病理学的分類 39

ふ

フェノールサドルブロック 200
フレームシフト変異 8
ブスコパン® 24
ブロック療法 199
不対神経節ブロック 200
部位,大腸の 1
部位別累積5年生存率 50
副作用対策
　――,CapeOX の 138
　――,CPT-11 の 137
　――,FOLFIRI の 136
　――,mFOLFOX6 の 134
　――,TAS-102 の 122
　――,イリノテカンの 137
　――,オキサリプラチンの 135, 140
　――,カペシタビンの 139
　――,セツキシマブの 143
　――,全身化学療法の 134
　――,トリフルリジン・チピラシルの 152
　――,パニツムマブの 143
　――,ラムシルマブの 153
　――,レゴラフェニブの 149
腹会陰式直腸切除術 75
腹腔鏡手術 66
　―― の利点と欠点 69
腹腔神経叢ブロック 199
腹腔内温熱化学療法 100
腹部膨満 20
腹膜炎 128
腹膜転移 47
腹膜播種に対する治療 99
分子生物学的マーカー 51
分子標的薬 110

へ

ベバシズマブ 114
　―― の休薬・中止規定 142
　―― の副作用対策 141

ペインクリニック 199
平滑筋腫 42
閉塞スコア 126
閉塞性大腸癌 125
　——の治療 127
壁外非連続性癌進展病巣（EX） 44
壁深達度 39
扁平上皮癌 40
便潜血検査 17

ほ

ホットバイオプシー 56
ポート 210
　—— 挿入術 211
　——の将来 214
　——のメンテナンス方法 213
　—— 抜去 214
ポリペクトミー 55
包括的なサポート 208
放射線治療の組織学的効果判定 44
放射線治療法，緩和的 189
傍神経浸潤 51
膨張型（INFa） 44

ま

マイクロサテライト不安定性 9
マイクロサテライト領域 8
マグコロール® 23
前処置 30
　—— における pitfall 23
末梢神経障害，副作用としての 140
末梢神経障害の Grade 分類 135

み

ミスマッチ修復機構 8
未分化癌 40
脈管侵襲 43, 51

も

モビプレップ® 23

モルヒネ 186

や

薬物療法
　——，精神症状に対する 196
　——，せん妄に対する 197
　—— の組織学的効果判定 44

よ

予後因子 49
予防要因 14

ら

ラムシルマブ 115
　—— の減量・休薬基準 155
　—— の副作用対策 153

り

リスク因子のアセスメント 16
リスク要因 14
リハビリテーション 180
　——，ストーマ 162
リンパ節，大腸の 3
リンパ節郭清 64, 69
　——，上方向 72
　——，側方 73, 81
リンパ節検索個数 51
リンパ節転移 33
　——，側方 82
　—— に対する治療 100
リンパ節分類 62
罹患 10

る

累積5年生存率，部位別 50
累積再発出現率，術後経過年数別の 50

れ

レゴラフェニブ 121
　—— の減量・休薬基準 150, 151
　—— の副作用対策 149